Inke Shenar

mit Stefanie Kühn

# Ashtanga Yoga

Grundlagen und Variationen

## Inhalt


1 Einleitung 6

2 Das Besondere an Ashtanga Yoga 8

3 Die wichtigsten Begrifflichkeiten und Techniken 9

4 Die Bandhas im Ashtanga Yoga 11

5 Ashtanga Yoga, Motivation und Eigendisziplin 13

6 Ashtanga Yoga und Verletzungen 16

7 Die Grundlagen: sūrya namaskāra A + B und die Standpositionen mit Abschlusssequenz 47

8 Üben mit Variationen 50

9 Die Variationen: sūrya namaskāra A + B und die Standpositionen mit Abschlusssequenz 51

10 Anregungen für Ashtanga Yogalehrer 94

11 Übersetzungen der Yogahaltungen, Sanskritzahlen und Mantras 96

12 Danksagung 98

13 Literaturverzeichnis 98

14 Biografien der Autorinnen 99

15 Praxistagebuch 100

# 1 Einleitung

**Möchtest du eine eigenständige Ashtanga [1] Yogapraxis aufbauen? Oder willst du dein Verständnis für die Grundlagen des Ashtanga Yoga vertiefen und ausbauen? Wünscht du dir zu verstehen, wann und wie die Atemzüge mit der Bewegung verbunden werden? Oder suchst du nach Variationen für die Sonnengrüße und die Standhaltungen? Wenn ja, dann ist dieses Handbuch genau richtig für dich.**

Das vorliegende Grundlagenbuch ist für Ashtanga Yoga Einsteiger[2], die sich neben dem regelmäßigen Üben mit einem Lehrer mit Ashtanga Yoga beschäftigen möchten. Es dient als Ergänzung der eigenen Praxis und als Nachschlagewerk. Der Band ist auch für Fortgeschrittene geeignet, die ihr Wissen auffrischen, vertiefen oder nach Variationen für ihre Yoga-Übungspraxis suchen, um mit dem eigenen Energiehaushalt optimal zu üben. Ebenso ist es ein Buch für Ashtanga Yogalehrer, die sich mit der Basis noch tiefer vertraut machen möchten oder Inspirationen für ihren Unterricht mit Einsteigern suchen.

Inke: »Geboren wurde die Idee ein Buch über Grundlagen und Variationen des Ashtanga Yogas zu schreiben, während des täglichen Unterrichts mit meinen Schülern und der eigenen täglichen Yogapraxis.« Das Augenmerk dieses Buches liegt auf den Sonnengrüßen und den stehenden Positionen, die die Essenz vom Ashtanga Yoga bilden. Ebenfalls kommen in diesem Buch Inke Shenars Erfahrungen und ihre Interpretation ihrer jahrelangen Auseinandersetzung mit Ashtanga Vinyasa Yoga zum Ausdruck.

Wie kann Ashtanga Yoga mit diesem Buch geübt werden? Um regelmäßig Ashtanga eigenständig zu praktizieren ist die Basis fundamental.

Ashtanga Yoga bietet eine feste Struktur, die von der Frage befreit, was geübt werden soll. Die Übungsabfolge ist immer die gleiche und bereitet den Körper wie auch den Geist auf das nächstfolgende Asana vor. Jede einzelne Bewegungsabfolge ist in den Kapiteln 7 und 9 abgebildet und beschrieben.

Seite für Seite wirst du durch die festgelegte Struktur geführt. Die Art des Übens ist variabel und bietet daher jedem die Möglichkeit zu praktizieren, auch wenn individuelle Einschränkungen vorliegen. Die Struktur, das sogenannte Üben im Vinyasa (Synchronisation von Atmung und Bewegung), bleibt erhalten, auch wenn Variationen geübt werden.

Phasenweise kann es in der Yogapraxis sinnvoll sein, Extraatemzüge einzuflechten, um die regelmäßige Atmung zu erhalten. Ebenso können Yogaübungen variiert werden, wenn der Körper danach verlangt: Jeder Übende bringt sein Leben mit auf die Yogamatte und diese Geschichte formt die Yogapraxis mit. Inke: »Im Mysore Unterricht habe ich die wunderbare Möglichkeit eine feste Grundlage an die Hand zu geben, wie auch Variationen während und nach einer Schwangerschaft, dem Alter entsprechend, während Erschöpfungszuständen, aber auch einfach aus dem Verständnis heraus: ›Everybody can do Yoga‹.«

Menschen mit den unterschiedlichsten Konstitutionen können Ashtanga Yoga praktizieren. Diese Erkenntnisse sind in dem Kapitel 8 »Üben mit den Variationen« zusammengefasst.

Eines möchten wir noch anmerken: Vergebe uns Wissenslücken in diesem Buch! Wir geben nur das weiter, was sich in langjähriger Unterrichtserfahrung und der eigenen Übungspraxis entwickelt hat. Ebenso haben wir uns bewusst für das Wesentliche entschieden, um ein klares Basisverständnis von Ashtanga Yoga zu vermitteln. Es gibt noch viel mehr Details, die erst Nährstoffe bilden, wenn die Ashtanga Yoga Praxiserfahrung gewachsen ist. Natürlich gibt es auch andere Wege und Möglichkeiten Ashtanga Yoga zu vermitteln. Es ist uns ein Anliegen, die Essenz von Inkes Erfahrungen klar und präzise darzulegen.

Die philosophischen Aspekte des Ashtanga Yoga haben wir in diesem Buch bewusst ausgelassen, aber nicht vergessen.[3]

[1] Im Begleittext haben wir der besseren Lesbarkeit halber auf die diakritischen Zeichen der Sanskritwörter verzichtet.

[2] Die deutsche Sprache ist keine neutrale Sprache, doch die Endungen anzupassen, so dass sich beide Geschlechter angesprochen fühlen, stört den Lesefluss. Fühle dich als Mensch angesprochen, als der besondere Mensch.

[3] Die Yogaphilosophie ist ein spannender Bereich, der hier in Deutschland von Eberhard Bärr in seinen Seminaren lebhaft und alltagsnah vermittelt wird. Siehe dazu: http://www.upasana.de

# 2 Das Besondere an Ashtanga Yoga

**Wer einen Raum betritt** in dem Ashtanga Yoga im Mysore[4] Style geübt wird, dem werden folgende Dinge auffallen: Jeder Übende bewegt sich durch unterschiedliche Yogahaltungen in seinem Tempo. Die Übungsabfolgen werden dynamisch ausgeführt. Der Atem jedes einzelnen Übenden ist zu hören wie das Rauschen des Meeres. Die pure Konzentration ist greifbar.

Was ist noch zu sehen? Fließende Bewegungen und ein Lehrer, der durch den Raum geht, sich ganz individuell einzelnen Praktizierenden zuwendet und im leisen Ton mit ihnen spricht oder durch körperliche Hilfestellung in der Übung unterstützt. Zu sehen ist auch die Eigenständigkeit mit der jeder Einzelne seine Yogapraxis gestaltet. Es steht kein Lehrer vor einer Gruppe und gibt die Yogapositionen vor. Das macht diese Unterrichtsform auf den ersten Eindruck einschüchternd und auch – seien wir ehrlich – etwas unliebsam. Denn jeder ist dazu aufgerufen, selbst etwas zu tun. Selbst zu entscheiden, wie viel Ashtanga Yoga er heute üben möchte: lieber drei Sonnengrüße A oder doch fünf? Wir wollen doch selbst entscheiden und autonom sein. Dinge aus eigenem Antrieb tun, was im Laufe des Lebens wieder abtrainiert wird.

Was tut also ein weiterer Schüler, der den Raum betritt? Er sucht sich einen freien Platz, rollt seine Yogamatte aus. Stellt sich an den vorderen Mattenrand, fängt an im Ujjayi (siegreicher Atem, siehe dazu Kapitel 3) zu atmen und beginnt seine Yogapraxis. Dies ist eine Ashtanga Yogaklasse, die im sogenannten Mysore Style geübt wird.

Was ist also das Signifikante an Ashtanga Yoga? Es ist die Individualität mit der Ashtanga vom Lehrer an den Schüler vermittelt wird. Jeder Übende lernt in seinen Möglichkeiten Atem und Asanas (Yogahaltungen) aufeinander abzustimmen. Dabei bestimmt der Atem die Bewegung und nicht die Bewegung den Atem. Ganz allmählich wird der Übende tiefer in das Ashtanga System einsteigen. Zu Beginn werden wenige Übungsabfolgen vom Lehrer beigebracht bis diese vom Schüler eigenständig wiederholt werden können. Dann geht die Reise weiter bis eine komplexe Übungssequenz selbstständig beherrscht wird, die erste Serie (Yoga Chikitsa).
Yogatherapie ist die Übersetzung für Yoga Chikitsa und bedeutet, Körper sowie Geist gesund zu halten.

## Die wichtigsten Merkmale des Ashtanga Yogas auf einen Blick:

- Die Qualität der eigenen Übungspraxis durch die Individualität und den 1:1 Unterricht im Mysore Style.
- Ashtanga Yoga ist eine dynamische Yogaform.
- Geübt wird innerhalb der eigenen Konstitution.
- Der Flow, der entsteht, wenn sich Atmung und Bewegung, Bandhas (Energieverschlüsse, siehe dazu Kapitel 4) und Konzentrationspunkt miteinander verbinden. Eine hohe Qualität an Konzentration entsteht.
- Die regelmäßige Übungspraxis, für die insbesondere Ashtanga Yogis bekannt sind, von drei- bis sechsmal die Woche. Qualität steht vor Quantität. Für meine regelmäßige Praxis bedeutet dies nur so viel zu üben, wie es heute für mich angemessen ist: Damit ich morgen auch wieder Lust habe, auf die Yogamatte zu gehen.
- Die Komposition der Serie (insgesamt gibt es sechs Serien), die immer gleich ist und dadurch aufzeigt, dass der eigene Körper jeden Tag anders ist. Keine andere Yogaform hebt dies so deutlich hervor.
- Jeder Übende hat einen eigenen Übungsablauf und ist dadurch vollkommen konzentriert. Es ist eines der Alleinstellungsmerkmale von Ashtanga Yoga, das der Lehrer die Teilnehmer nicht gleichzeitig verbal als Gruppe anleitet, sondern jeder autonom ist und selber entscheiden kann, wie intensiv die Praxis heute sein soll.
- Just do it! Es geht wirklich nur um dich und nicht was der andere neben dir übt.

[4] Mysore, die Stadt in Indien, in der Ashtanga Yoga von Pattabhi Jois unterrichtet wurde. Seit seinem Tod 2009 unterrichtet sein Enkel Sharat.

**Asana** Yogahaltung

**Ashtanga Vinyasa Yoga** Das Besondere an Ashtanga Yoga ist das Üben der Asanas (Yogahaltungen) im sogenannten Vinyasa Prinzip, die Koordination von Atmung und Bewegung. Die festgelegte Sequenz der Yogahaltungen ist so angelegt, dass jeder Bewegung eine Ein- oder Ausatmung zugeordnet ist. Das Ashtanga Yoga ist nach Sri K. Pattabhi Jois eingeteilt in sechs Serien von Asanas mit aufsteigendem Schwierigkeitsgrad. Die erste Serie »Yoga Chikitsa« (Yogatherapie) richtet den Körper wieder aus, befreit ihn von Krankheiten und wirkt ausgleichend auf den Geist. Die erste Serie ist die wichtigste Serie. Jois sagt, es sei wunderbar diese sein Leben lang mit Entschlossenheit zu üben.

**Bandhas** siehe dazu Kapitel 4 »Die Bandhas im Ashtanga Yoga«.

**Chaturanga Dandasana** Die viergliedrige Stockhaltung nimmt im Ashtanga Yoga eine Schlüsselposition ein, da sie in der Ashtanga Praxis sehr oft geübt wird. Chaturanga Dandasana ist die Verbindungsposition in der Vinyasaabfolge. Das Körpergewicht ist gleichmäßig auf Hände und Füße verteilt, während der Körper seine volle Spannkraft entfaltet durch das Herabsenken in die yogische Liegestütze.

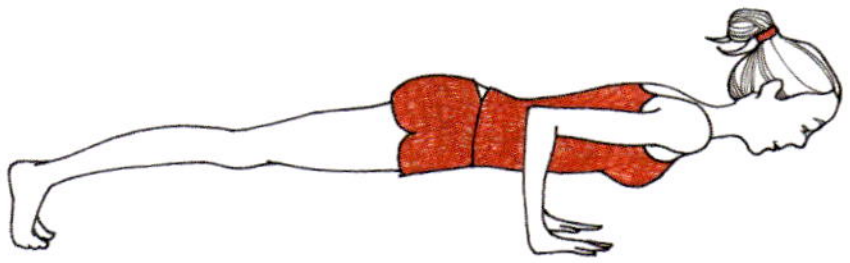

**Drishti** Drishtis sind Konzentrationspunkte, die während des Übens »angeschaut« werden. Ebenso wird die Ausrichtung der entsprechenden Yogahaltung vom Blickpunkt zusätzlich unterstützt. Befinde ich mich im herabschauenden Hund, dann ist der Blick Richtung Bauchnabel gerichtet. Zu jeder Yogahaltung gibt es jeweils einen Drishti. Durch die Konzentrationspunkte wird die Aufmerksamkeit von außen nach innen gerichtet, um ganz in der Yogahaltung zu sein. Der unruhige Geist wird durch die Blickpunkte gelenkt, um einpunktig (ekagrata) zu werden und um die innere Ausrichtung der Asana zu erleben. Beim Ausführen der Drishti geht es weniger darum in genau die vorgegebene Richtung zu schielen, sondern darum die Aufmerksamkeit zu bündeln. Die Konzentration führt zu mehr Klarheit und Effizienz.

**Lady Holidays** Die Damen machen Urlaub und zwar in den ersten drei Tagen während der Periode. Lady Holiday ist ein geflügelter Begriff im Ashtanga für die Periode. Es wird empfohlen während der ersten drei Tage kein Ashtanga Yoga zu üben. Es gilt Schonung, da zum einen Energie durch die Blutung verloren geht und zum anderen wird die Menstruation als Entgiftungsprozess verstanden. Dieser Prozess kann durch eine zu starke Körpermitte (Ashtanga spezifisch) gestört werden. Ebenso kann es unter Umständen durch das Üben von Umkehrhaltungen zu Blutstauungen kommen, daher sollten diese während der gesamten Periode nicht eingenommen werden.

**Tristhana** Die drei essentiellen Säulen des Ashtanga Vinyasa Yogas sind Vinyasa (Synchronisation von Atmung und Bewegung), Bandhas (spezielle Energielenkung durch Muskelaktivierung in der Körpermitte) und Drishti (Konzentration auf einen bestimmten Blickpunkt). Die Verbindung dieser drei Elemente ermöglicht eine hohe Konzentration und nennt sich Tristhana. Die Intensität der Konzentration entsteht nur durch die Wiederholung.

**Ujjayi Atmung** Ujjayi bedeutet siegreiche Atmung oder auch die Atmung, die zum Erfolg führt. Wie äußert sich das? Neben der Wirkung, dass der Körper mit mehr Sauerstoff versorgt wird, das Lungenvolumen steigt, führt diese Atmung zu einer Verbesserung der Konzentration. Und wie wir wissen, führt eine gute Konzentration zu mehr Leichtigkeit im Leben! Das Signifikante am Ujjayi ist das Hörbarmachen des Atems durch die sanfte Verengung der Stimmritze im Kehlraum.

Beim Ujjayi Atem wird gleichmäßig lang durch die Nase ein- und ausgeatmet während der Mund geschlossen bleibt. Der Atem fließt durch die Nase bis in den Brustraum hinein. Das Rauschen des Atems (Meeresrauschen) wird durch das Reiben der Stimmbänder produziert und nicht über die Nasenlöcher. Der Ujjayi Atem ist ein weicher, aber hörbarer Ton und ermöglicht in der Ashtanga Praxis eine freie Atmung. »Free breathing«, sagt Sharath. Der Ton ist weder zu laut noch zu leise. Die Wahrheit liegt in der Mitte und sollte dem Übenden keinen Stress verursachen. Daher lächle innerhalb des Mundraumes und entspanne die Kiefermuskulatur. In der Asanapraxis wird die Atmung gleichmäßig lang ausgeführt. Die Ein- und Ausatmung beträgt in etwa jeweils drei Sekunden.

### Der Einstieg in die Ujjayi Atmung

- Lege dich auf die Yogamatte. Stelle die Füße auf, die Handflächen liegen entspannt neben dir. Atme ein paar Atemzüge ein und aus.
- Der rauschende Ton: Um ein Gefühl für den siegreichen Atem zu finden, öffne zu Beginn mit der Ausatmung den Mund und stelle dir vor eine Brille reinigen zu wollen. Hauche gegen das fiktive Brillenglas. Behalte das Gefühl des Hauchens bei, wenn du bei der Ausatmung den Mund schließt und nun durch die Nase atmest. Versuche auch während der folgenden Einatmung zu hauchen, indem die Stimmritze leicht verengt bleibt. Es ist grundsätzlich zu Beginn leichter den Ton bei der Ausatmung herzustellen. Den Ton bei der Einatmung einzufangen, kann etwas länger dauern.
- Nutze den ganzen Brustraum. Atme seitlich in die Rippenbögen und zwischen die Schulterblätter.
- Gesichts- und Nasenmuskeln sind entspannt. Spüre, wie sich mit der Einatmung der Brustkorb bis nach oben zum Brustbein ausdehnt. Intensiviere die Atemzüge, halte dabei Ein- und Ausatmung in Balance, während die Atemzüge länger werden.
- Atmung im Sitzen: Finde eine aufrechte Sitzhaltung und konzentriere dich auf deine Ujjayi Atmung.
- Atmung im Stehen: Komme nun in eine aufrechte stehende Haltung und erprobe den Ujjayi Atem.

**Vinyasa** Die bewusste Koordination von Atmung und Bewegung wird Vinyasa genannt. Sri. K. Pattabhi Jois benutzt in seinem Buch Yoga Mala[5] den Begriff Mala (heilige Kette), um zu verdeutlichen, dass jedes einzelne Vinyasa eine Perle ist, auf der die volle Konzentration liegt. Vinyasa ist also ein Bewegungs- und Atmungssystem, um in verbundenen Bewegungen eine Yogahaltung einzunehmen und einer Choreographie gleichend in die darauffolgende Asana überzugehen. Wenn man an eine Perlenkette denkt, liegt jede einzelne Position auf dem Faden, der die Perlen zusammenhält. Der Faden kann als Atmung verstanden werden. Die Schnur beinhaltet die Übergangsbewegung von Position zu Position, während die Atmung gleichzeitig ununterbrochen fließt. Dieser Fluss zieht sich durch die Vinyasa-Struktur und verdeutlicht, dass jeder Atemzug, der circa 3 Sekunden dauert, die Bewegung in die Position begleitet.

Das Vinyasa ist das Grundprinzip vom Ashtanga Yoga. Die Atem- und Bewegungsabläufe sind präzise durchnummeriert. Surya Namaskara A hat demnach 9 Vinyasas (9 Atem- und Bewegungsabfolgen). Wobei die letzte Bewegung zurück in Samastitih (gerader Stand) nicht gezählt wird. Ein Vinyasa kann mehrere Atemphasen umfassen, diese ergeben sich aus dem traditionellen Vinyasa Count. Dies bedeutet konkret, dass ein Vinyasa bis zu drei Atemphasen zugeordnet werden. Eine Atemphase unterscheidet sich von Extraatemzügen. Die Extraatemzüge werden zusätzlich zu den im Count vorgesehen Atemzügen eingeschoben, um den Anfängern ein gleichmäßiges unangestrengtes Atmen zu erleichtern.

Die Yogapraxis wird zu einer bewegten Meditation durch den Vinyasa Count. »It is important to note that the indicated number of vinyasas may not be possible at first. In the beginning, extra breaths may be necessary, but one should adhere to the proper inhalation and exhalation movements. With time and practice, the correct vinyasa for each posture will be possible.«[6] Durch den gleichmäßigen Rhythmus entsteht ein Flow, den man eventuell aus dem Laufen kennt. Eine hohe Konzentration und ein Gefühl der Bereicherung stellt sich ein. Es bleibt einfach spannend!

**Vinyasa Count** Dies ist eine Unterrichtsform, bei der der Lehrer durch die erste Serie des Ashtanga Yoga zählt. Die Teilnehmer starten gemeinsam und jeder übt im Count so weit wie er normalerweise übt. Es gibt zu der Asanaabfolge jeweils nur wenige Informationen: Asananame, die entsprechende Zahl und den dazugehörigen Atemzug. In dieser Unterrichtsform wird jeder aus seinem Übungsmuster geholt, das sich mit der Zeit immer einschleichen wird. Für das eigene Üben kann das Zählen des Lehrers zu Beginn als zu langsam oder aber als zu schnell empfunden werden. Was erleben die Übenden beim Count? Die Teilnehmer fühlen sich von der Gruppendynamik sehr getragen. »One breath, one body, one consciousness« (Senior Lehrer John Scott) Durch die vorgegebene Gleichmäßigkeit der Praxis ist kein Raum für dein »monkey mind«.

Der Vinyasa Count ist nicht nur eine Form des Unterrichtens, sondern gibt die Struktur der einzelnen Asanas vor, wie schon oben erwähnt. Dieser Aufbau ist in den abgebildeten Asanas in diesem Buch zu finden. Jedem Vinyasa wird eine Zahl zugeordnet. Doch auch hier gibt es Ausnahmen. In Padangusthasana sind beispielsweise mehrphasige Atemzüge zu finden, das heißt es wird ein- und ausgeatmet ohne das sich an der Zahl etwas ändert.

[5] Jois, Sri J. Pattabhi: Yoga Mala. New York 2002.
[6] Jois, Sri R. Sharath: Astanga Yoga Anusthana. Mysore 2013. S.25.

## Die Bandhas im Ashtanga Yoga

Was sind Bandhas? Am einfachsten können die Bandhas über die Körperspannung erlebt und verstanden werden. Was heißt dies konkret?

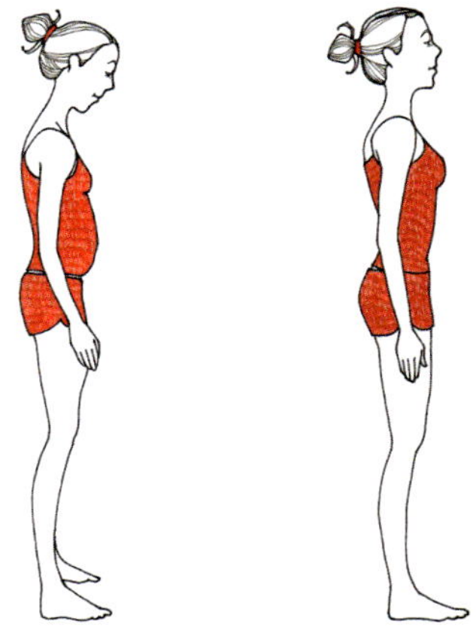

Auf dem ersten Bild ist eine träge Körperhaltung zu sehen und es fällt dir vielleicht auf, dass der Bauch nach außen gerichtet und die Wirbelsäule krumm ist. Die Alternative ist, sich ganz einfach aufrecht hinzustellen. Was sofort dazu führt, dass sich die innere Muskulatur automatisch aktiviert, um das aufrechte Stehen zu halten. Die Bauchdecke ist sichtbar flacher und die Wirbelsäule ist gerade. Die Präsenz des Körpers ist sichtbar. Die Atmung fließt leichter. Ein klarer Stand macht wach und fördert die Konzentration. Die aufrechte Körperhaltung sollte sich dabei angenehm anfühlen und nicht mit Anstrengung verbunden sein.
Diese ganz pragmatische Beschreibung für das Erleben der Bandhas kann gut umgesetzt werden und ein klares Gefühl vermitteln, wie Bandhas direkt auf der Yogamatte verstanden werden können.

Bandhas sind sogenannte Verschlüsse, die die Körpermitte stabilisieren und eine energetische Wirkung haben, da sie die Energie im Körper lenken. Bandhas werden sowohl bei Pranayamaübungen, als auch während der Ashtanga Praxis angewendet.

**Mula Bandha** ist ein Wurzelverschluss.
Durch das Aktivieren von Mula Bandha wird der Körper von unten aus dem Beckenraum angeregt. Dem aktuellen Verständnis nach wird Mula Bandha durch das sanfte Aktivieren des Beckenbodens zwischen Schambein und Steißbein aktiviert. Es gibt mehrere Wege Mula Bandha zu erleben. Sharath sagt: »Squeeze your anus« und gibt damit mehr das männliche Erlebnis von Mula Bandha wieder. Männer spüren Mula Bandha eher im Bereich des Damms, während Frauen Mula Bandha im Bereich des Gebärmutterhalses erfahren können. Um mit einem Bild zu arbeiten, kann sich vorgestellt werden, dass im Beckenraum ein Seidentuch liegt, das sanft nach oben gezogen und gehalten wird ohne es zu zerreißen. Am leichtesten ist Mula Bandha während einer Kontraktion zu erleben, zum Beispiel wenn gehustet wird und die Aufmerksamkeit dabei in den Beckenraum gelenkt wird. Am geläufigsten ist die Umschreibung, sich das Gefühl vorzustellen, ganz

dringend auf die Toilette zu müssen, doch keine Toilette in Reichweite zu haben. Es muss »angehalten werden«, dabei wird der Beckenboden angespannt und auch wieder gelöst. Wenn der Anus quasi lächelt, dann ist die Balance zwischen Beckenbodenaktivierung und Entspannung gefunden und ein Gefühl für Mula Bandha entwickelt sich.

**Uddiyana Bandha** ist das »Auffliegen« des Atems. Für die Asanapraxis wird die untere Bauchdecke stabilisiert, dadurch wird die Atmung in den Brustkorb gelenkt. Eine stabile Bauchdecke ist gegeben, wenn die Bauchdecke unterhalb des Bauchnabels während der Einatmung und der Ausatmung flach gehalten wird. Die Atmung wird dadurch in den oberen Bereich des Körpers gelenkt.

Wie setze ich Uddiyana Bandha um? Atme aus, dein Bauch unterhalb des Bauchnabels wandert dabei nach innen. Halte den Bauch dort auch in der Einatmung und fülle bewusst den Brustkorb mit Sauerstoff. Der Unterbauch bewegt sich optimalerweise so wenig wie möglich.

Die Bandhas unterstützen im Ashtanga Yoga die Aufrichtung und die Ausrichtung des Körpers in der Yogahaltung. Durch das bewusste Atmen im Ujjayi Ton und das Halten der Bandhas wird nicht nur der Körper mit Sauerstoff genährt, sondern auch die geistige Aktivität wird reduziert durch die Konzentration, die aufgewendet werden muss, um den Atem und die Bandhas zu erleben.

Die sanfte Aktivierung der Körpermitte durch die Bandhas ist eine Stellschraube in deiner Ashtanga Praxis, die sich mit den Jahren immer wieder verändern wird und mit genügend Übung mehr Leichtigkeit, aber auch Spannkraft in die eigene Übungspraxis bringen wird. Je bewusster die Atmung und die Bandhas genutzt werden, umso achtsamer wird das Üben und die Qualität der Übungspraxis steigert sich.

Vorsicht ist geboten beim Einsatz der Bandhas während und nach einer Schwangerschaft, nach Operationen im Bauch- und Beckenraum, nach einem Leistenbruch, bei Entzündungen im Bauchraum, Menstruation, Nabelbruch, Bronchitis, schwerem Asthma und Bluthockdruck. Halte gegebenenfalls Rücksprache mit deinem Lehrer.

**Jalandhara Bandha** Dieses Bandha nennen wir der Vollständigkeit halber. Es ist ein weiterer energetischer Verschluss, der in vielen Atemtechniken Einsatz findet. Für den Ujjayi Atem im Ashtanga Yoga ist dieser Verschluss jedoch nicht notwendig.

**Ein Beispiel aus Inkes Repertoire:** Pia[7] kam ein paar Monate nicht in meinen Unterricht. Ich wollte sie schon anschreiben, dann kam sie plötzlich wieder. Ich fragte, ob es eine Talfahrt gewesen sei. Ja, eine Talfahrt, erwiderte Pia. Mein Angebot zu reden nahm sie nicht an. Pia begann die Sonnengrüße in einer Variation zu üben, und zwar im Vierfüßlerstand. Vier- bis fünfmal die Woche nahm sie sich Zeit, um in der Yogaschule zu üben. Und das von Anfang an nach ihrer längeren Pause. Die Intensität ihrer Yogapraxis steigerte sie langsam. In den folgenden Wochen ging Pia dazu über, statt des Vierfüßlerstands die schiefe Ebene zu praktizieren. Mit der Zeit ging es ihr immer besser. Klar musste sie sich auch erstmal aufraffen. Doch schnell stellte sich das befriedigende Gefühl ein: Ich tue wieder etwas für mich. Ich bin es mir wert. Es geht mir nach dem Yoga besser.

Das »Ich tue wieder etwas für mich« ist ein Schlüssel für die Grundmotivation. Durch den Schritt zurück auf die Yogamatte hat Pia das erste Hindernis überwunden und konnte durch das regelmäßige Üben wieder das Feuer für die Ashtanga Praxis entfachen. Dadurch hat sie ihre Motivation wiederentdeckt.

Während einer Phase der Lustlosigkeit lohnt es sich zu fragen, was einen ursprünglich angetrieben hat, mit Yoga zu beginnen. Steht hinter dem Wunsch Yoga zu üben die Motivation den Körper zu trainieren, abzunehmen oder die eigene Mitte zu finden? Die Gründe sind oft zahlreicher und gehen ineinander über. Darüber hinaus ist die Intensität der Motivation nicht kontinuierlich gleich.

Motivation und freiwillige Eigendisziplin, die Freude bereitet, fangen an zu bröckeln, sobald erste Hindernisse auftreten. Daher sollte es beim Yoga nicht darum gehen ein Ziel zu erreichen, sondern darum das Hindernis zu überwinden. Wie sehen solche Hindernisse aus und was muss investiert werden, um motiviert eine freiwillige Yogapraxis zu entfalten? Ein typisches Hindernis ist das Phänomen »Unlust«. Kennst du das? Sei beruhigt, die meisten Menschen kennen diesen Zustand.

Unbewusst stellen wir uns oft die Frage, ob eine Handlung es Wert ist, diese durchzuführen. Wir mögen die schnelle Belohnung: Das Eis, das gut schmeckt, den tollen Pulli, den wir uns gerade gekauft haben. Das Glas Wein, das dieses angenehm wohlige Gefühl hervorruft. Diese guten Gefühle sind oft genauso schnell vorbei wie sie gekommen sind. Wenn wir eine langfristige Belohnung genießen möchten, kommen wir um eine längerfristige Investition in Form von Zeit, persönlichem Engagement und Energie nicht herum. Die regelmäßige Yogapraxis wirkt – allerdings erst später und dafür nachhaltig!

Um eine Balance beim regelmäßigen Üben zu finden, ist es ausschlaggebend weder zu viel noch zu wenig zu tun. Versuche während deiner Übungspraxis ehrlich mit dir zu sein und zu beobachten, was zu viel oder was zu wenig für deine Bedürfnisse ist. Behandle diese gleichwertig, um mit Freude Ashtanga Yoga zu üben. Gerade als Einsteiger oder nach einer Pause kann es sein, dass man entweder zu enthusiastisch vorangeht oder sich nicht allzu sehr fordert. Jeder Mensch braucht Ruhe, Rückzug und auf der anderen Seite Stimulation, Bewegung, Aktivität. Optimalerweise findest du eine gesunde Balance.

Wie kannst du dein inneres Feuer für die Yogapraxis wieder entzünden? Die wichtigste Grundvoraussetzung ist die Entscheidung deine Lebensqualität durch Ashtanga Yoga zu verbessern. Du willst wirklich etwas für dich tun. Das ist dir wirklich wichtig. Und Ashtanga ist für dich eine tolle Möglichkeit, die dir Freude bereitet. Dann halte durch, wenn die »Unlust« sich meldet. Durch diese musst du durch, wenn du etwas ganz Bestimmtes haben willst. Du wirst an der Eigendisziplin nicht vorbeikommen. Aktiviere deine Kraft um deine Unlust zu überwinden.

Wenn am Morgen geübt wird heißt dies, früher aufzustehen als gewohnt. Um trotzdem genug Schlaf zu bekommen, musst du also früher ins Bett

[7] Name geändert

gehen. Zeit im Alltag muss optimiert werden, um in den Unterricht zu gehen. Oft wird Zeit verplempert: Vor dem Smartphone, im Internet oder vor dem Fernseher. Dir einfach die Zeit zu nehmen klingt simpel und ist es auch, wenn du wirklich willst. Deine Eigendisziplin kommt durch entschiedenes Handeln zum Ausdruck. Du triffst täglich Entscheidungen, die sich entweder als optimal erweisen oder korrigiert werden müssen. Nimm dir die Zeit für das Üben so, wie es möglich ist und beweise dir nicht selber, dass es nicht passt. Es gibt natürlich Begrenzungen wie Arbeitszeiten, eigene Krankheit oder die der Kinder. Und privilegiert ist die Person, bei der Arbeitszeiten und Übungszeiten sich ineinanderfügen.

Denke daran: Du machst das freiwillig. Es ist deine Entscheidung. Freiwilligkeit beim Erlernen neuer Dinge ist für einen erwachsenen Mensch ein gravierender Unterschied zum Lernen in der Schulzeit, als man noch nicht wusste, wozu das Erlernte überhaupt gut sein soll. Kinderaugen sind dabei unerlässlich, da Kinder Meister darin sind, etwas zu erlernen. Sie wiederholen es wieder und wieder. Zu der Motivation gesellt sich eine Lernkurve, die nicht durchgängig senkrecht nach oben verläuft, sondern auch mal flach. An dieser Stelle wird dann die Eigendisziplin und die Neugierde notwendig, um auch auf weniger interessanten Pfaden das spannende Abenteuer zu finden. Motivation ist somit ein wichtiges Kapitel in unserem Leben.
Beim Ashtanga Yoga kommen wir gar nicht um die Motivation und die Eigendisziplin herum. Warum? Weil die Grundvoraussetzung für Ashtanga Yoga der Wunsch ist, eine eigenständige Yogapraxis in den Alltag zu integrieren. Was brauchen wir dazu? Genau, Motivation und den innigen Wunsch schneller als unser Schweinehund zu sein. Dabei soll der Schweinehund gar nicht bekämpft, sondern ein Arrangement mit ihm getroffen werden.

Ashtanga Yoga ist als tägliche Praxis konzipiert. Daher stellt sich beim Übenden schnell die Frage, wie diese tägliche Praxis umzusetzen ist. Die Umsetzung ist dabei persönlichkeitsabhängig. Manchen fällt die Umsetzung leichter, anderen schwerer. Aus Erfahrung wissen wir, dass nur über die Wiederholung und Kontinuität eine Veränderung eintritt. Dazu gehören dann auch Phasen der Stagnation.
Am Anfang heißt es jedoch erstmal A wie Anfangen. Wenn wir etwas lernen wollen, müssen wir Einsatz zeigen, ob für ein neues Musikinstrument, eine neue Sportart oder eine neue Sprache.[8] Wir müssen Zeit investieren, im positiven Sinne Disziplin an den Tag legen, um zu lernen und das Gelernte zu optimieren. Wir brauchen ein Fundament, bei Ballsportarten lernen wir werfen, bei Sprachen die Aussprache der Buchstaben und in der Musik die Tonleiter. Beim Ashtanga Yoga erlernen wir im Ujjayi-Atem ein- und auszuatmen und den Atem mit Bewegungsabfolgen zu verbinden. Zu Beginn heißt es beim Ashtanga am Ball zu bleiben, um in einen Übungsfluss zu gelangen.

Die Ashtanga Praxis ist ein komplexes System, welches einfach seine Zeit braucht, damit ihr Effekt auf den verschiedenen Ebenen wirken kann. Oft ist die Erwartung zu Beginn zu hoch und dann kann die Motivation zu üben sinken. Es entsteht eine Spirale abwärts: Weniger Übung, weniger Fortschritt, die Motivation sinkt weiter, die Yogapraxis wird körperlich anstrengender und die Motivation sinkt erneut.

### Warum ist Motivation, Neugierde und Eigendisziplin so wichtig beim Ashtanga Yoga?

Motivation bedeutet Kontinuität, Hingabe, Leidenschaft und Freude. Auf Ashtanga Yoga bezogen bedeutet dies, mit Hingabe regelmäßig neugierig auf die Yogamatte zu gehen und mit innerer Freude zu üben. Dabei wird jedoch nur das geübt, was gekonnt wird, was gelernt wurde und dies – ganz wichtig – ohne große Erwartung eines riesigen Fortschritts. Es herrscht eine Offenheit dafür, was kommt. Es wird geübt um des Übens willen. Natürlich ist die Freude groß, wenn eine Asana gemeistert wird. Doch erst durch eine gelassene Einstellung sich selber gegenüber wird das Üben leichter und ich fühle mich im Ganzen mit mir und meinem Leben besser verbunden.

Es ist menschlich, dass die Motivation beim nächstbesten Hindernis erschüttert wird. Dann kommt die Eigendisziplin ins Spiel. Nein, du lässt dich nicht so einfach ins Bockshorn jagen. Du ziehst das durch und nach dem Hindernis merkst du, wie die Motivation wieder von selbst ansteigt! Dafür darfst du dich auch gern loben: »Das ist wirklich ganz schön toll, dass ich das jetzt so regelmäßig für mich nutze.« Erkenne dich dafür an, dass du zu den Menschen gehörst, die sich entschieden haben, etwas für sich zu tun und dies hoffentlich langfristig auch eine Auswirkung auf den Alltag hat!

## Wie schaffst du dir eine eigene Yogaübungspraxis? Wesentliche Fragen zur Erarbeitung der eigenen Motivation:

**Auftrag: Denke über folgende Fragen nach und notiere dir deine Antworten.**

- Warum übe ich? Was will ich durch die Praxis gewinnen (z. B. an Lebensqualität)?
- Was gefällt mir am Üben?
- Was erwarte ich?
- Welchen Effekt hat die Praxis auf mein Leben?
- Wie viel Zeit habe ich in der Woche, verteilt auf drei bis fünf Tage?
- Zu welcher Uhrzeit kann ich eine regelmäßige Praxis umsetzen?
- Welcher Ort in meiner Wohnung kann mein fester Ort für die Yogamatte werden?
- Wie kann ich mir diesen Raum gestalten?
- Welche Yogaschule suche ich mir aus? Was ist mir an einer Yogaschule wichtig, damit ich den Unterricht dort nutzen kann?

Solltest du während des Übens in eine längerfristige Stagnation geraten, dann nutze den individuellen Ashtanga Mysore Rahmen und trete in Kontakt mit deinem Lehrer. Wenn du deine Yogaschule oft aufsuchst, wird dich dein Lehrer kennen und dir hilfreiche Hinweise geben können.

## Wie kann ich langfristig Ashtanga Yoga motiviert üben?

Für eine gelungene Yogapraxis habe folgende Punkte im Hinterkopf (und hole dir Unterstützung durch deinen Yogalehrer):

- Finde deine persönliche Grundmotivation und schreibe sie dir auf. Wenn du dann mit der »Unlust« konfrontiert wirst, lese deine Grundmotivation durch und nutze diese Gedankenstütze, um dich zu erinnern, warum du Ashtanga Yoga übst.
- Finde heraus, was du brauchst, um dich zu motivieren. Brauchst du Unterstützung, um die Motivation zu halten? Dann suche dir einen guten Freund, der dich an deine Motivation erinnert. Oder kommt deine Motivation von innen heraus? Motiviert dich eventuell Belohnung? Beschenkst du dich mit einer neuen Yogamatte, um dir einen Anreiz zum Üben zu schaffen? Oder motiviert dich die Vorfreude? Du hast ein Bild von dir vor Augen, wie du eine bestimmte Übung meisterst und genießt dieses Gefühl? Motiviert dich vielleicht auch Strafe? Du bist total ungelenkig und hast Angst in fünf Jahren dir nicht mehr die Schuhe zubinden zu können?
- Komme oft in deine Yogaschule. Dadurch baut sich eine Vertrauensbasis mit deinem Yogalehrer auf.
- Öffne dich dem Neuem und registriere, wenn Widerstände entstehen.
- Bringe Neugierde und Freude in dein Üben.
- Nimm dir die Zeit, Eigendisziplin zu erlernen. Dazu gehört auch, zu scheitern. Das ist ganz normal und wichtig. Schaue dir an, woran du gescheitert bist und welche Handlungsmöglichkeiten du hast.
- Bleibe realistisch! Setze dir realistische Ziele und wenn du diese erreicht hast, genieße sie und gehe dann weiter.
- Schaffe dir Rituale! Strukturen sind wichtig. Kreiere dein eigenes Ritual. Dusche vor der Yogapraxis, schreibe etwas für dich oder trinke Tee/Wasser.
- Welche Gedanken und Gefühle sind beim Üben aufgetreten? Was ist dir aufgefallen? Ohne dass es sofort bemerkt wird, können Muster und Einstellungen wahrgenommen werden, die du vielleicht gerne verändern willst.
  Eine Empfehlung:
  Führe ein Yogatagebuch. Es muss nicht lang sein, wenige Zeilen nach dem Üben genügen. Eine mögliche Vorlage für ein Yogatagebuch findest du am Ende des Buches.
- Finde Ort, Raum und Zeit. Lege diese fest. Spiele aber auch mit ihnen. Es kann eine Weile dauern, bis die ideale Konstellation gefunden ist.

[8] Wenn du dich noch weiter mit den Themen Lernen, Motivation und langfristigem Erfolg beschäftigen möchtest, dann legen wir dir folgendes Buch ans Herz: Leonard, George: Mastery: The Keys to Succes and Long-Term Fulfillment. 1992.

# 6 Ashtanga Yoga und Verletzungen

**Wieso schreiben wir ein Kapitel über Ashtanga Yoga und Verletzungen?** Die Kombination aus Yoga und Verletzung mutet auf den ersten Blick etwas merkwürdig an. Wenn jedoch eine Verletzung eintritt, dann taucht auch schnell die Frage auf: War Yoga vielleicht schuld daran? Und wie kann mit Verletzungen geübt werden?

In unserer Asanapraxis ist unser ganzes Leben mit enthalten. Wir üben mit dem, was wir an Erfahrungen, Voraussetzung und an Konstitution mitbringen, die bisherige Verletzungsgeschichte ist also mit auf der Yogamatte. Dabei bringen wir nicht nur körperliche Verletzungen mit, sondern auch mental-emotionale Verletzungen. Wahrscheinlich kennst du den Ausspruch, der oft mit einer Inbrunst ausgesprochen wird, so dass er auch gleich geglaubt wird: Ich kann das nicht! Oder: Ich bin nicht gut genug! In diesem Fall ist eine Kooperation mit dem eigenen Zweifel gar nicht verkehrt. Denn so kann Schritt für Schritt die Freude entdeckt werden etwas zu üben, was bisher unmöglich erschien.

Des Weiteren ist insbesondere der Einfluss der Eltern vorhanden, denn wie sie mit Verletzungen und Krankheiten umgehen, hat Auswirkungen auf das eigene Verhältnis zu Verletzungen. Ebenso nehmen wir auch unsere Angst vor Verletzungen mit auf die Yogamatte.

In die Asanapraxis wird eventuell zu Beginn eine Verletzung mitgebracht. Der Wert des langen Übens besteht darin, dann an diese Verletzung angepasst zu üben und achtsam zu bleiben. Wir nehmen die Verletzung mit in die Praxis und verschieben nach und nach die Grenze bis eine Heilung eingetreten ist. Es gibt wenige Fälle in denen eine Übungspause angemessen ist. Und eine Antwort darauf zu finden, wann geübt werden darf und wann nicht, ist nicht einfach. Denn angemessene Bewegung ist bei Verletzungen angebracht. Frisches Narbengewebe braucht erstmal Ruhe, doch dann wiederum hilft die Bewegung, damit das Narbengewebe weich und elastisch bleibt. Durch die tägliche Asanapraxis lernen wir uns besser kennen und können daher Verletzungen auch besser einschätzen.

Die tägliche Asanapraxis ist ein Lernprozess. Sie lehrt Achtsamkeit. Geschieht eine Verletzung jedoch innerhalb der Asanapraxis, sollte der Hauptfokus auf der Konzentration liegen. Dadurch schärft sich das Bewusstsein, welche Bewegung gut tut und welche nach einer Abwandlung durch die Verletzung verlangt. Kommt Unsicherheit dabei auf, dann trete in Kontakt mit deinem Lehrer. Ashtanga Yoga im Mysore Style ist bei Verletzungen durch den 1:1 Unterricht und die individuelle Gestaltung der Serie im Gegensatz zu geführten Stunden geeignet.

# 7 Die Grundlagen

## sūrya namaskāra A + B und die Standpositionen

# sūrya namaskāra A | Sonnengruß A

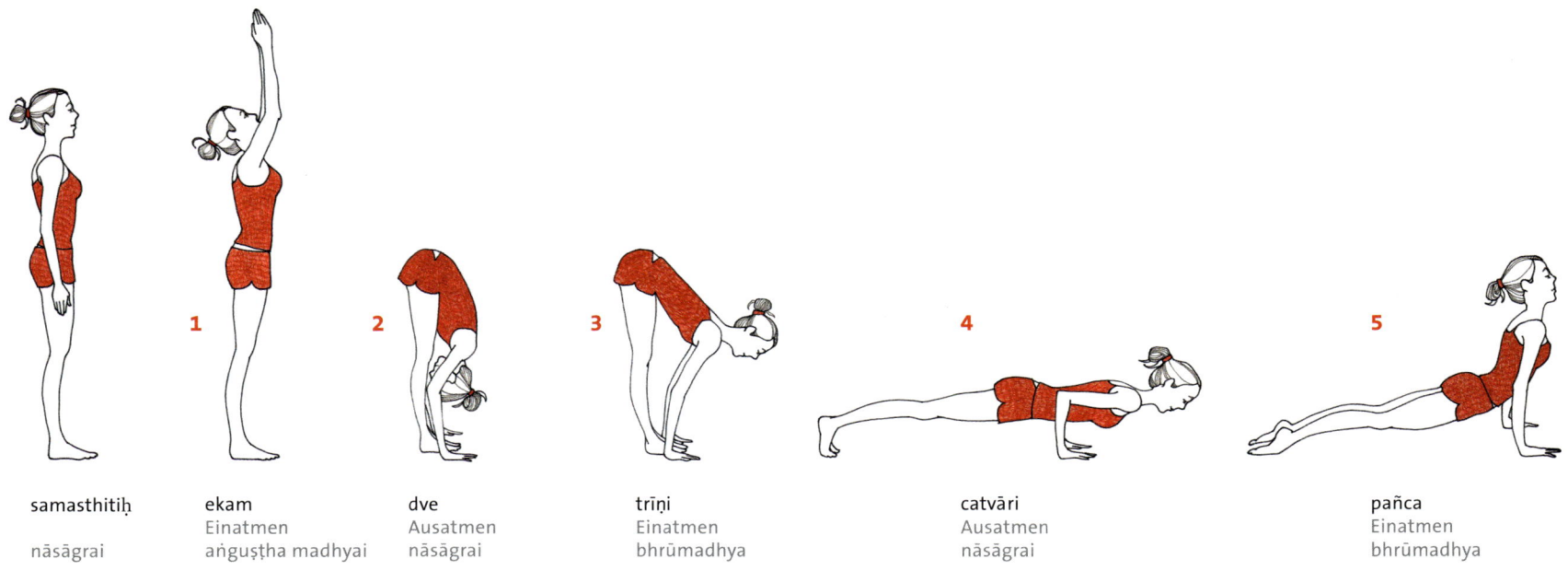

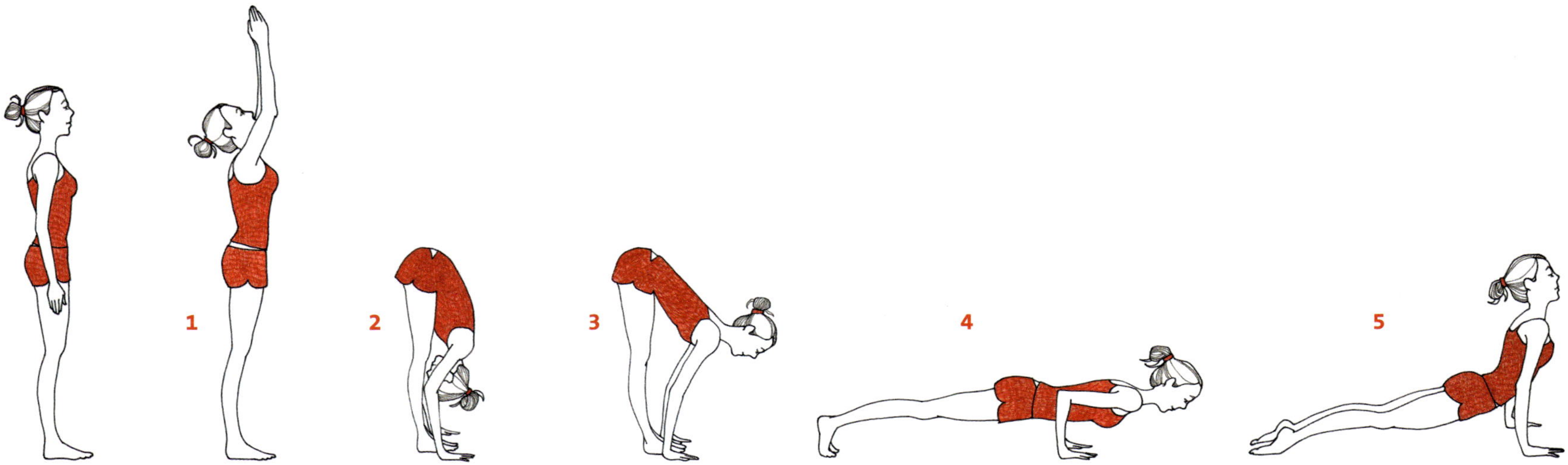


samasthitiḥ
nāsāgrai

ekam
Einatmen
aṅguṣṭha madhyai

dve
Ausatmen
nāsāgrai

trīṇi
Einatmen
bhrūmadhya

catvāri
Ausatmen
nāsāgrai

pañca
Einatmen
bhrūmadhya

**samasthitiḥ**
Stehe aufrecht, die Füße sind geschlossen und die Zehen entspannt.

**1 – ekam Einatmen**
Strecke die Arme nach oben, bringe die Handflächen zusammen, hebe den Blick.

**2 – dve Ausatmen**
Beuge dich nach vorne, die Beine sind dabei leicht gebeugt, lege die Handflächen vor den Füßen auf den Boden.

**3 – trīṇi Einatmen**
Strecke die Arme, hebe das Brustbein und richte den Blick nach vorne.

**4 – catvāri Ausatmen**
Gehe zurück in caturaṅga daṇḍāsana.

**5 – pañca Einatmen**
Schiebe den Brustkorb nach vorne und oben in den nach oben schauenden Hund, öffne den Brustkorb.

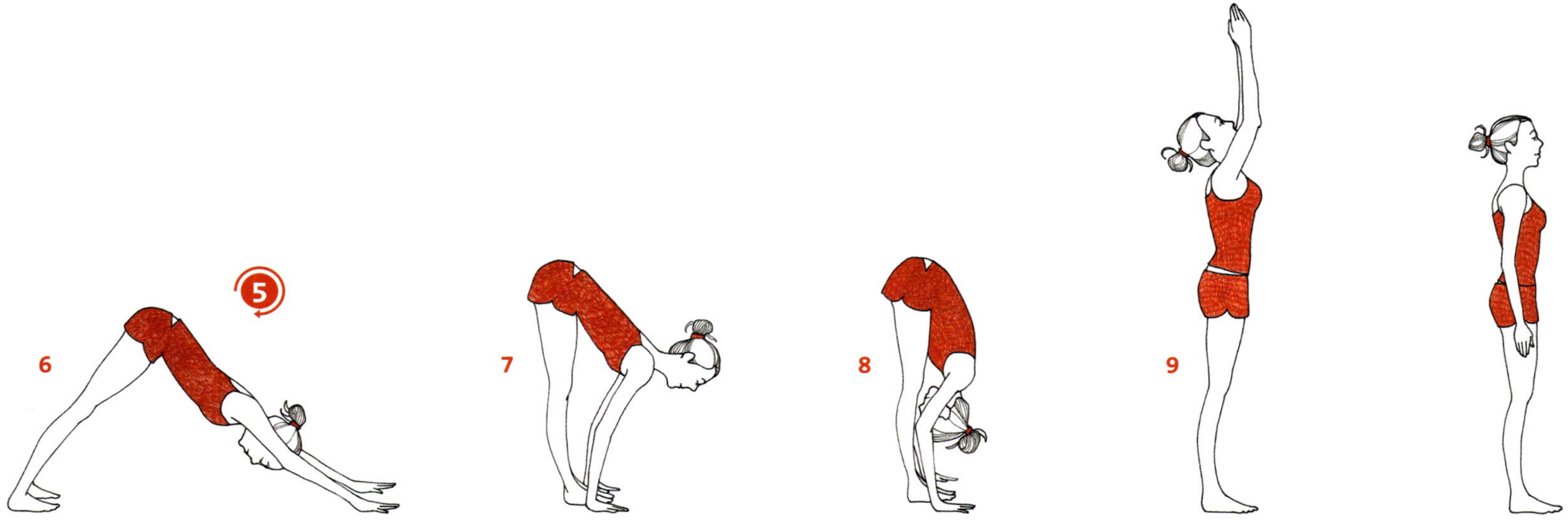


6 — ṣaṭ
Ausatmen
nābhi cakra

7 — sapta
Einatmen
bhrūmadhya

8 — aṣṭau
Ausatmen
nāsāgrai

9 — nava
Einatmen
aṅguṣṭha madhyai

samasthitiḥ
nāsāgrai

**6 – ṣaṭ** **Ausatmen**
Schiebe die Hüfte nach hinten und oben in den nach unten schauenden Hund, der Rücken ist gestreckt.
5 Atemzüge

**7 – sapta** **Einatmen**
Springe oder gehe mit den Füßen nach vorne zwischen die Hände, Hände bleiben flach auf dem Boden, hebe den Blick.

**8 – aṣṭau** **Ausatmen**
Beuge dich nach vorne, die Beine sind leicht gebeugt, die Handflächen liegen auf dem Boden, der Kopf sinkt.

**9 – nava** **Einatmen**
Richte dich mit langem Rücken auf, bringe die Arme seitlich nach oben, bringe die Handflächen zusammen, hebe den Blick.

**samasthitiḥ**
Stehe aufrecht, die Füße sind geschlossen und die Zehen entspannt.

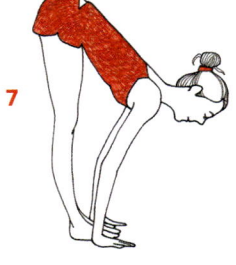

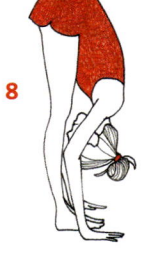

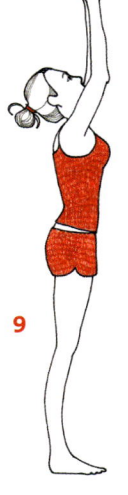

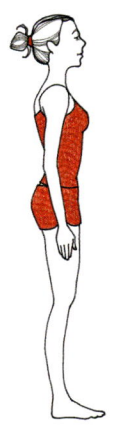

# sūrya namaskāra B | Sonnengruß B

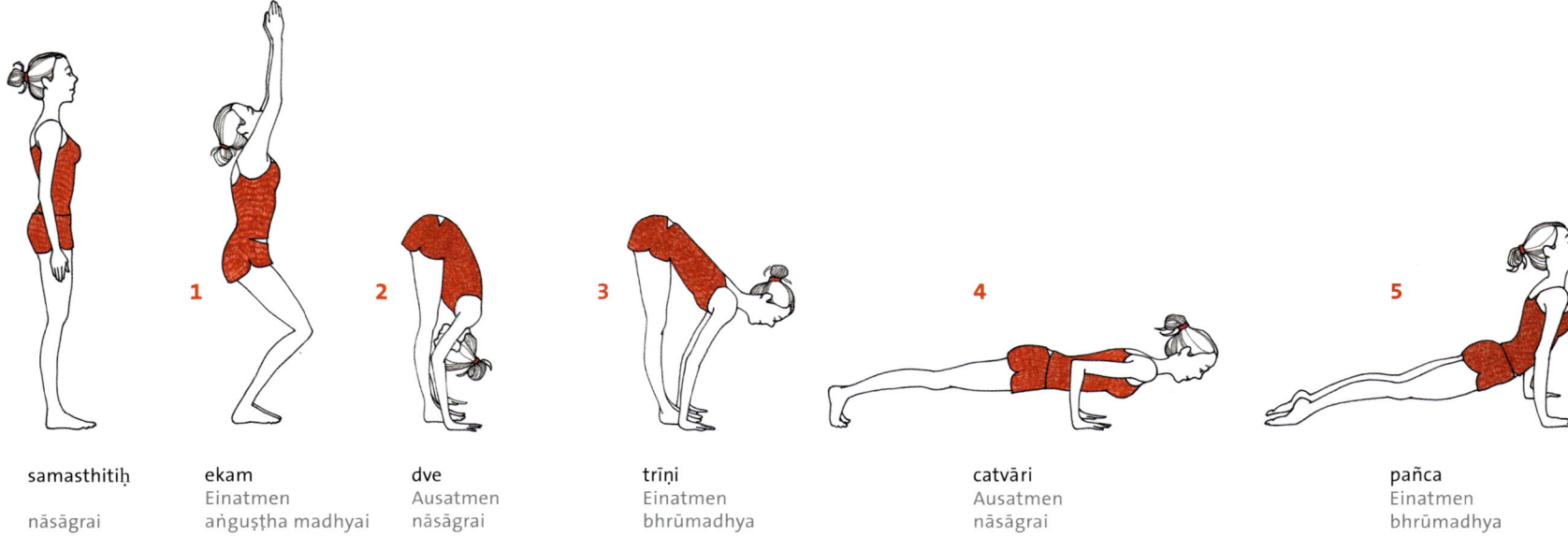

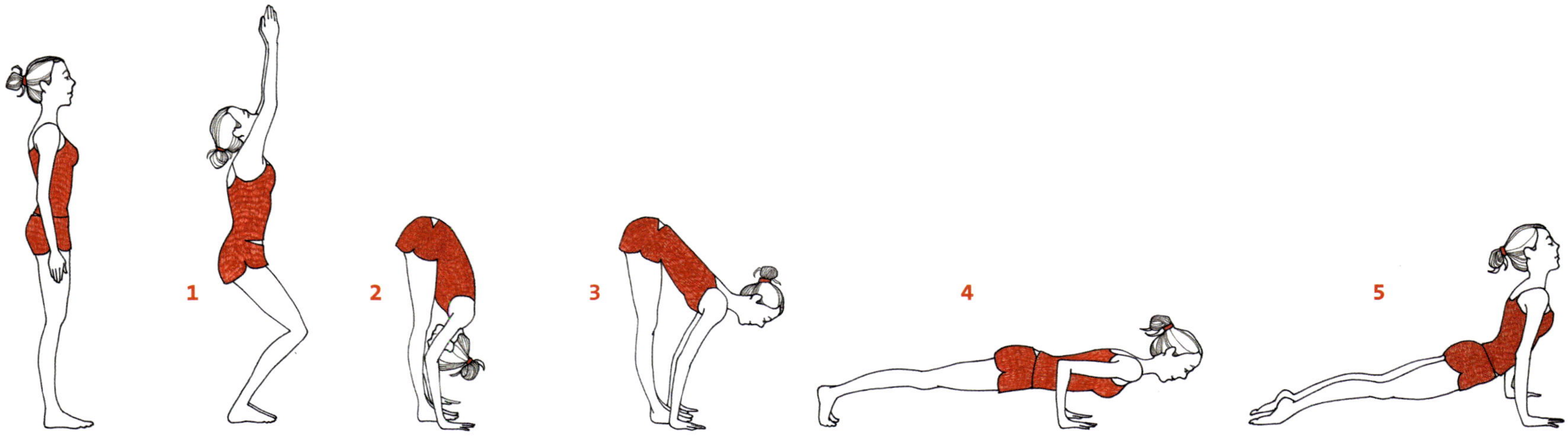


samasthitiḥ
nāsāgrai

ekam
Einatmen
aṅguṣṭha madhyai

dve
Ausatmen
nāsāgrai

trīṇi
Einatmen
bhrūmadhya

catvāri
Ausatmen
nāsāgrai

pañca
Einatmen
bhrūmadhya

**samasthitiḥ**
Stehe aufrecht, die Füße sind geschlossen und die Zehen entspannt.

**1 – ekam Einatmen**
Beuge leicht die Knie, strecke die Arme nach oben, bringe die Handflächen zusammen, hebe den Blick.

**2 – dve Ausatmen**
Beuge dich nach vorne, die Beine sind dabei leicht gebeugt, lege die Handflächen vor den Füßen auf den Boden.

**3 – trīṇi Einatmen**
Strecke die Arme, hebe das Brustbein und richte den Blick nach vorne.

**4 – catvāri Ausatmen**
Gehe zurück in caturaṅga daṇḍāsana.

**5 – pañca Einatmen**
Schiebe den Brustkorb nach vorne und oben in den nach oben schauenden Hund, öffne den Brustkorb.

6

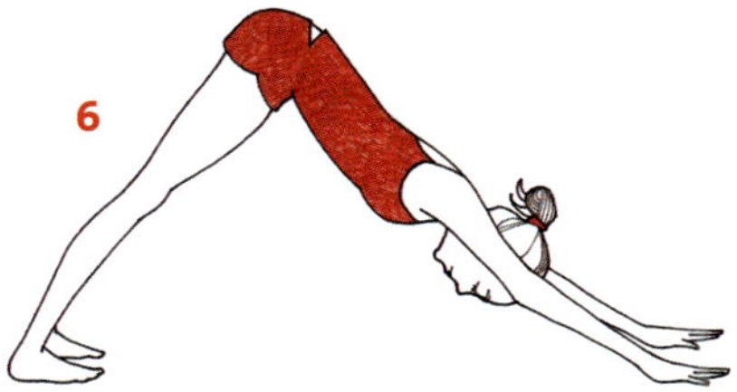

ṣaṭ
Ausatmen
nābhi cakra

7

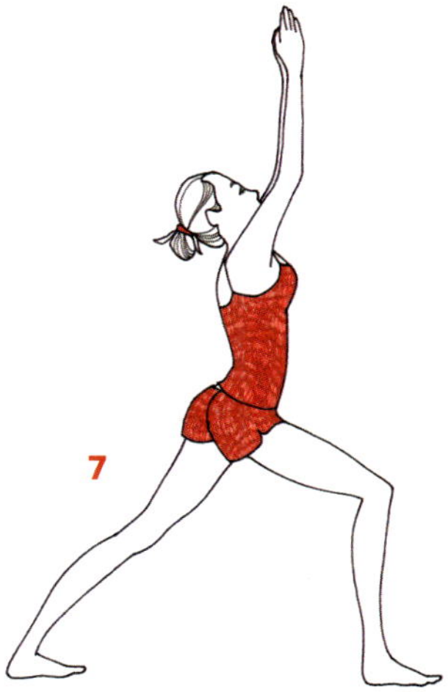

sapta
Einatmen
aṅguṣṭha madhyai

8

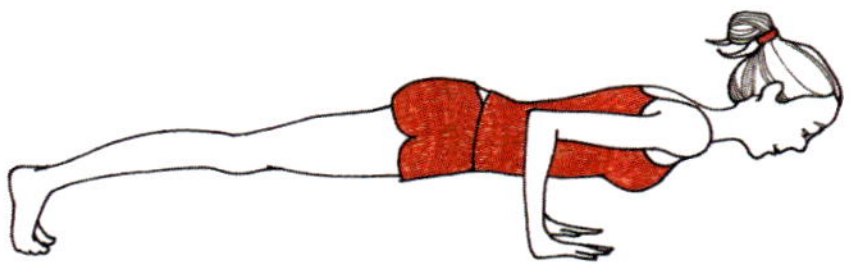

aṣṭau
Ausatmen
nāsāgrai

9

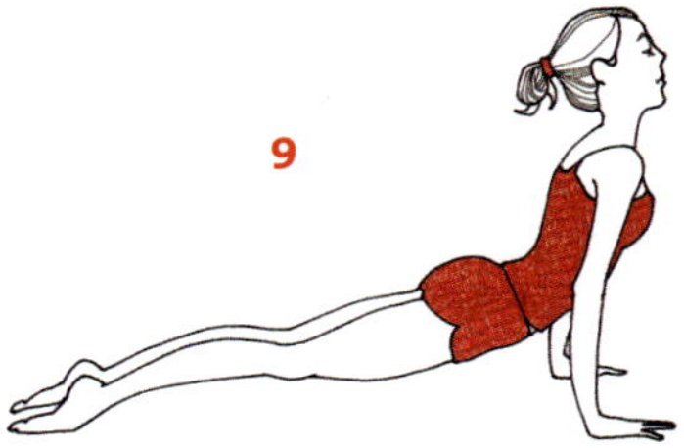

nava
Einatmen
bhrūmadhya

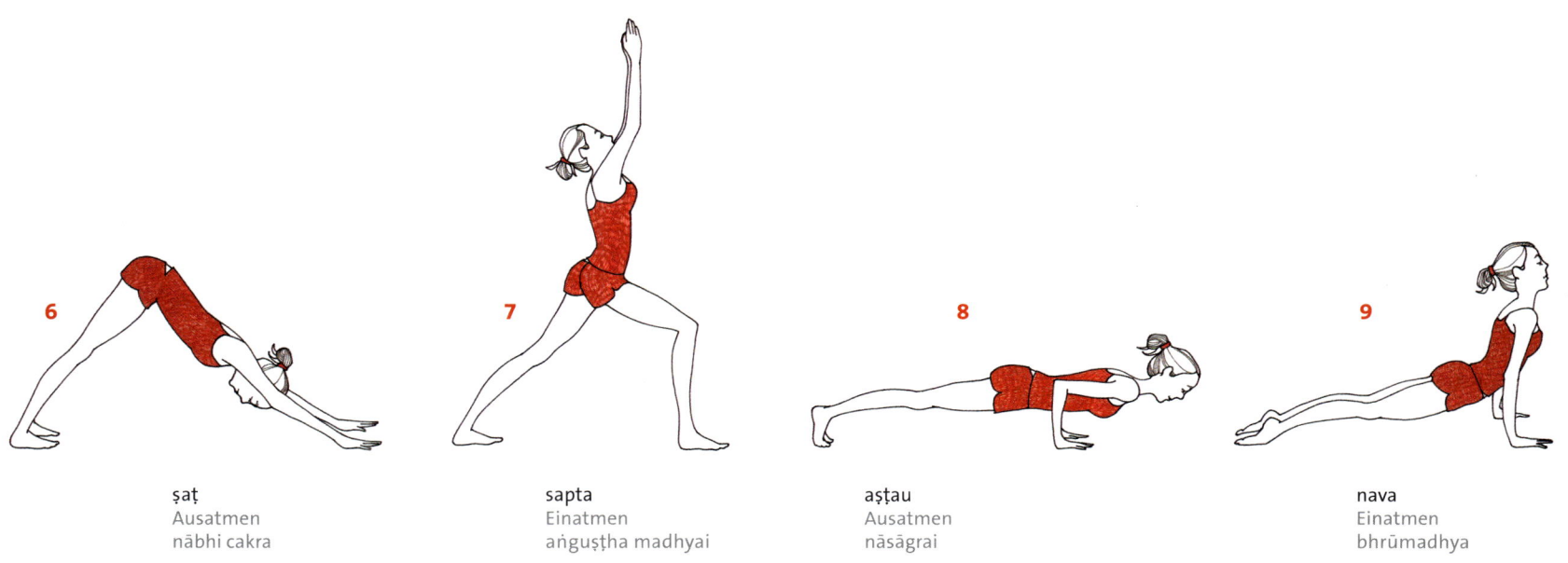

**6 – ṣaṭ Ausatmen**
Schiebe die Hüfte nach hinten und oben in den nach unten schauenden Hund, der Rücken ist gestreckt.

**7 – sapta Einatmen**
Drehe den linken Fuß 45 Grad ein, setze den rechten Fuß nach vorne, das rechte Knie ist gebeugt, das linke Bein ist gestreckt, der Oberkörper ist senkrecht, strecke die Arme nach oben, die Handflächen berühren sich.

**8 – aṣṭau Ausatmen**
Gehe zurück in caturaṅga daṇḍāsana.

**9 – nava Einatmen**
Schiebe den Brustkorb nach vorne und oben in den nach oben schauenden Hund, öffne den Brustkorb.

# sūrya namaskāra B | Sonnengruß B

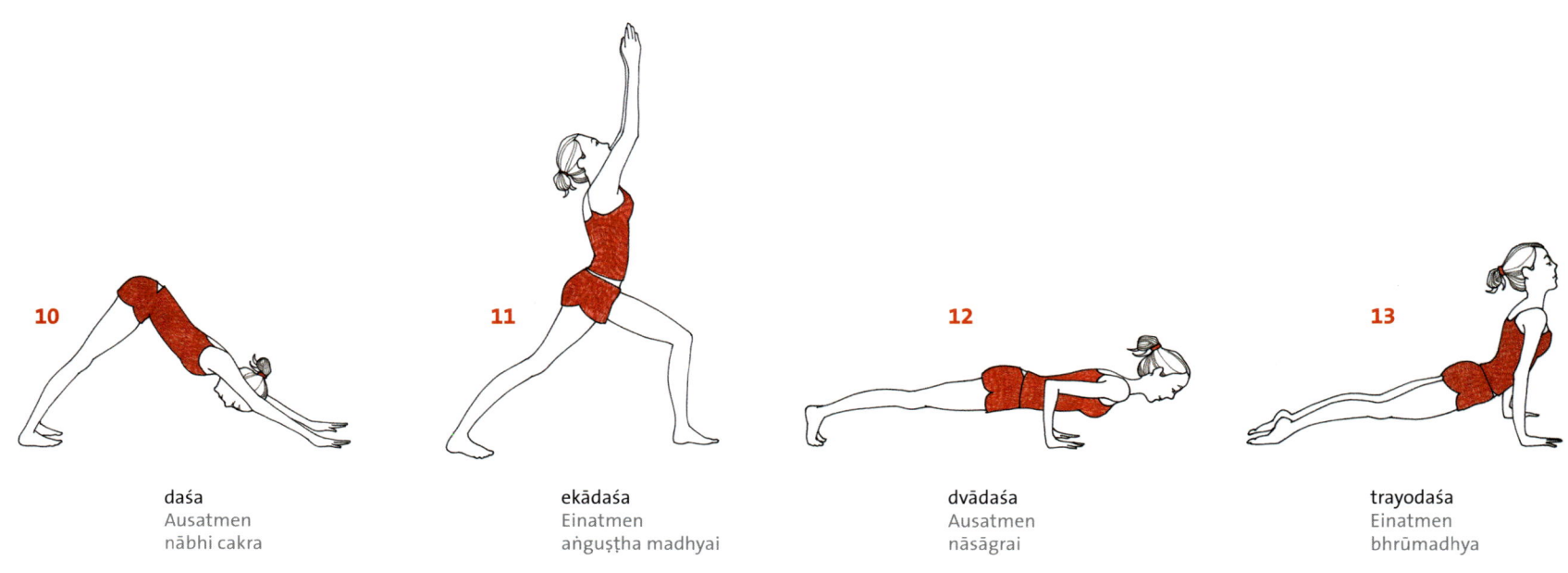

10

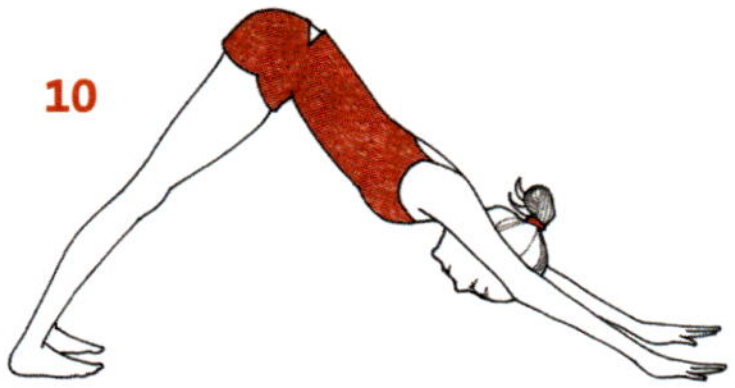

daśa
Ausatmen
nābhi cakra

11

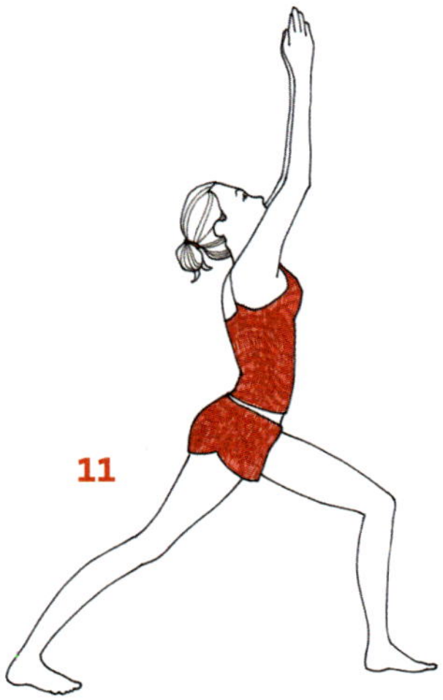

ekādaśa
Einatmen
aṅguṣṭha madhyai

12

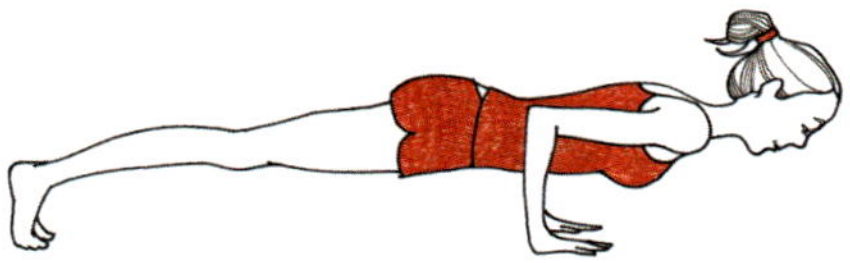

dvādaśa
Ausatmen
nāsāgrai

13

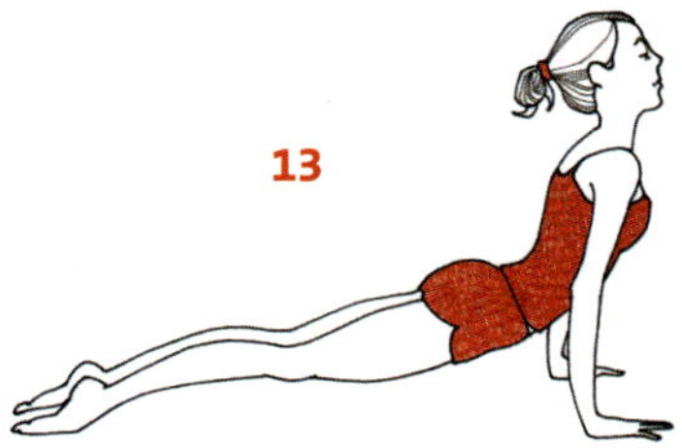

trayodaśa
Einatmen
bhrūmadhya

**10 – daśa Ausatmen**
Schiebe die Hüfte nach hinten und oben in den nach unten schauenden Hund, der Rücken ist gestreckt.

**11 – ekādaśa Einatmen**
Drehe den rechten Fuß 45 Grad ein, setze den linken Fuß nach vorne, das linke Knie ist gebeugt, das rechte Bein ist gestreckt, der Oberkörper ist senkrecht, strecke die Arme nach oben, die Handflächen berühren sich.

**12 – dvādaśa Ausatmen**
Gehe zurück in caturaṅga daṇḍāsana.

**13– trayodaśa Einatmen**
Schiebe den Brustkorb nach vorne und oben in den nach oben schauenden Hund, öffne den Brustkorb.

14

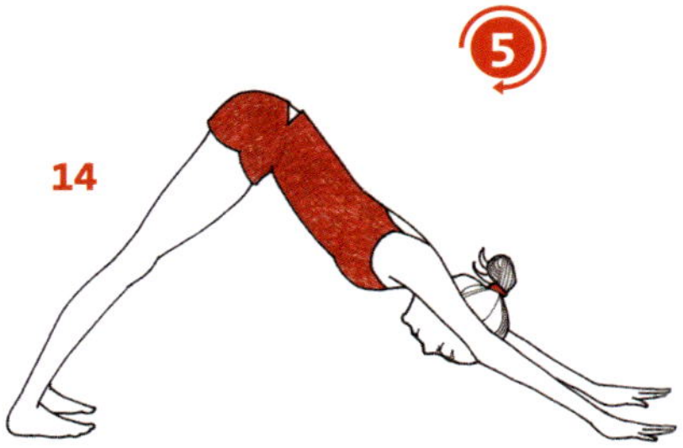


caturdaśa
Ausatmen
nābhi cakra

15

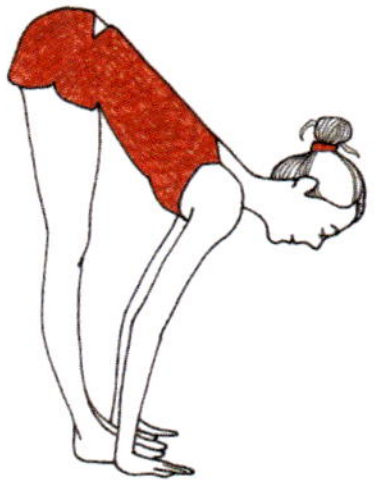

pañcadaśa
Einatmen
bhrūmadhya

16

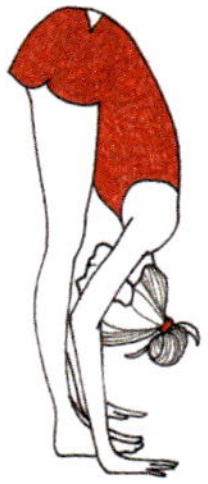

ṣoḍaśa
Ausatmen
nāsāgrai

17

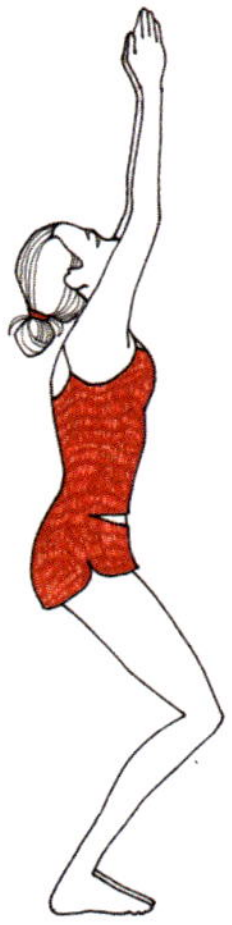

saptadaśa
Einatmen
aṅguṣṭha madhyai

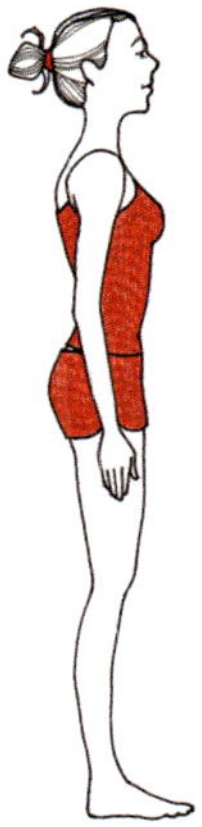

samasthitiḥ

nāsāgrai

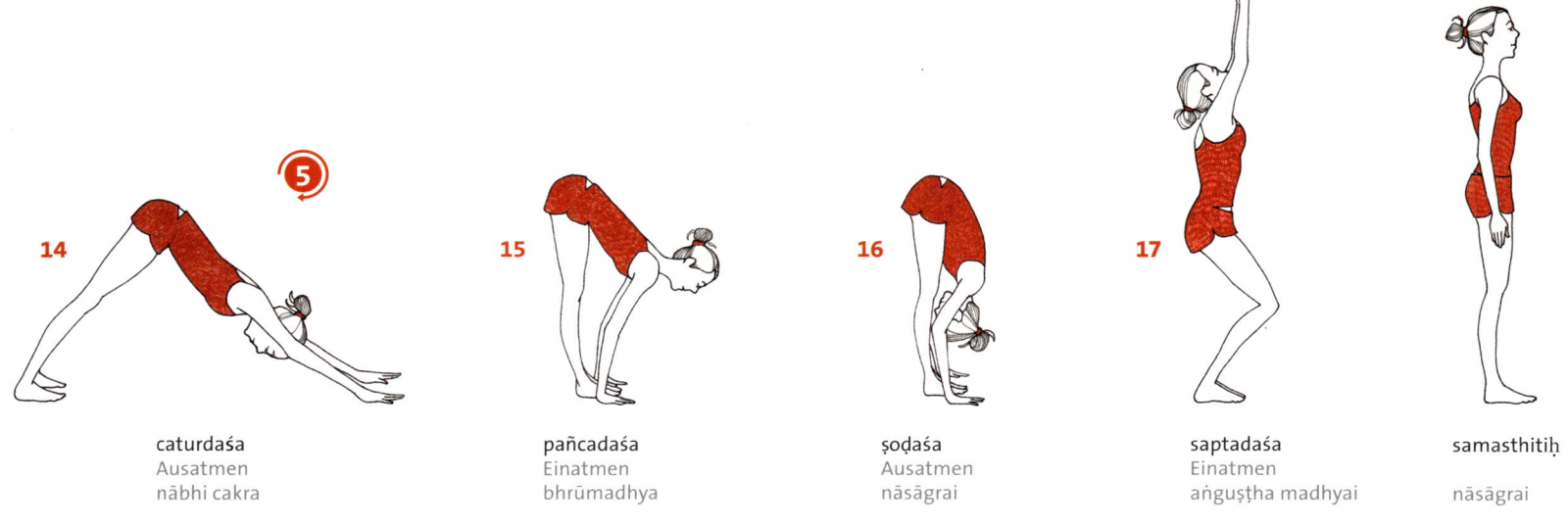

**14 – caturdaśa Ausatmen**
Schiebe die Hüfte nach hinten und oben in den nach unten schauenden Hund, der Rücken ist gestreckt.
5 Atemzüge

**15 – pañcadaśa Einatmen**
Springe oder gehe mit den Füßen nach vorne zwischen die Hände, Hände bleiben flach auf dem Boden, hebe den Blick.

**16 – ṣoḍaśa Ausatmen**
Beuge dich nach vorne, die Beine sind leicht gebeugt, die Handflächen liegen auf dem Boden.

**17 – saptadaśa Einatmen**
Beuge die Knie, strecke die Arme nach oben, bringe die Handflächen zusammen, hebe den Blick.

**samasthitiḥ**
Stehe aufrecht, die Füße sind geschlossen und die Zehen entspannt.

# pādāṅguṣṭhāsana | Große Zehenhaltung

**Ein vinyāsa kann mehrere Atemphasen haben. Siehe dazu Seite 10.**

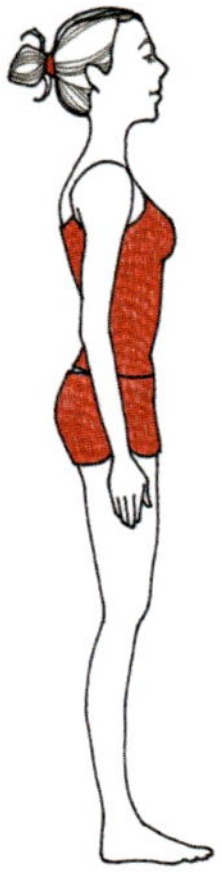

samasthitiḥ

nāsāgrai

1

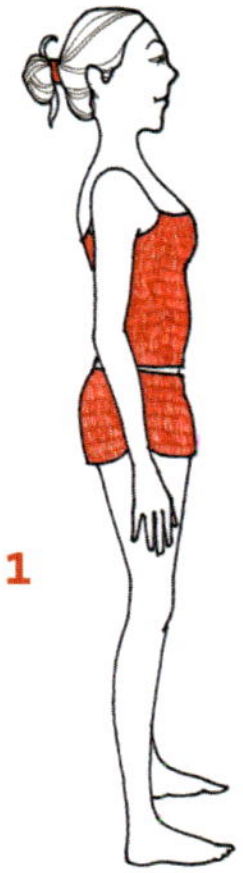

ekam
Einatmen
nāsāgrai

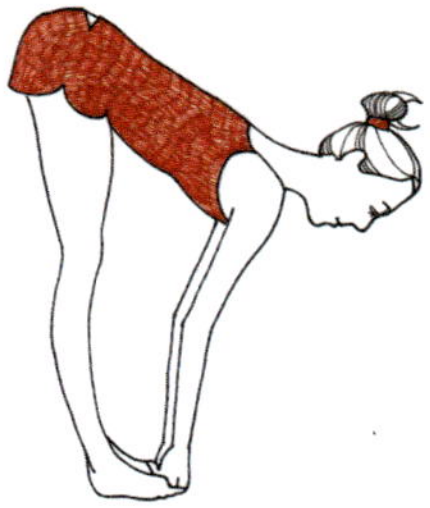

Ausatmen/Einatmen
bhrūmadhya

2

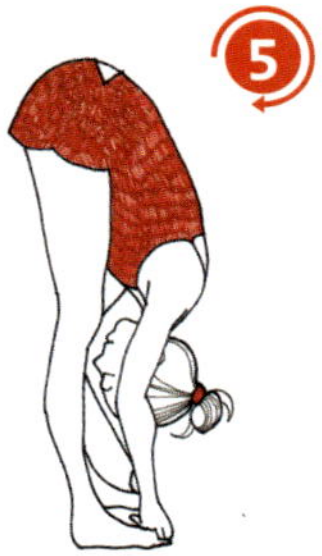


dve
Ausatmen
nāsāgrai

3

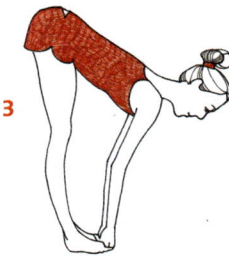

triṇi
Einatmen/Ausatmen
bhrūmadhya

**samasthitiḥ**
Stehe aufrecht, die Füße sind geschlossen und die Zehen entspannt.

**1 – ekam   Einatmen/Ausatmen/Einatmen**
**Einatmen:** Stelle die Füße hüftbreit
**Ausatmen:** Beuge dich nach vorne, greife mit den Zeige- und Mittelfingern die großen Zehen, beuge dazu leicht die Knie, die Handflächen zeigen dabei nach innen.
**Einatmen:** Strecke die Arme, hebe das Brustbein und richte den Blick nach vorne.

**2 – dve   Ausatmen**
Beuge dich nach vorne, bewege die Ellenbogen nach außen, ziehe die Schultern von den Ohren weg.
5 Atemzüge

**3 – triṇi   Einatmen/Ausatmen**
**Einatmen:** Hebe den Oberkörper, strecke die Arme und richte den Blick nach vorne.
**Ausatmen:** Halte die Position.

1
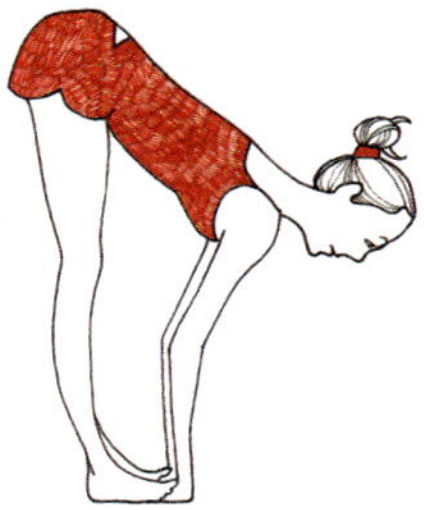

ekam
Einatmen
bhrūmadhya

2

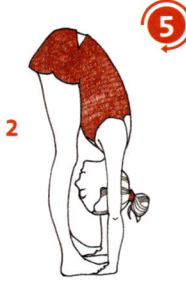

dve
Ausatmen
nāsāgrai

3
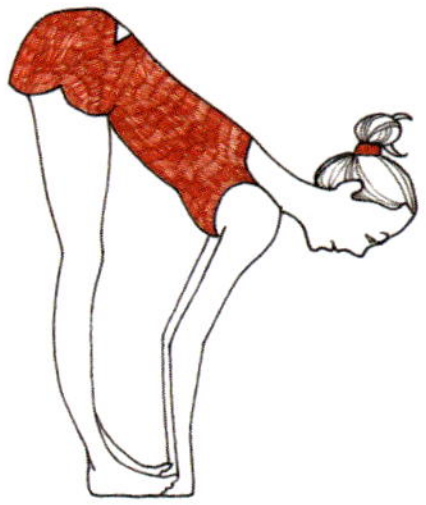

trīṇi
Einatmen/Ausatmen
bhrūmadhya

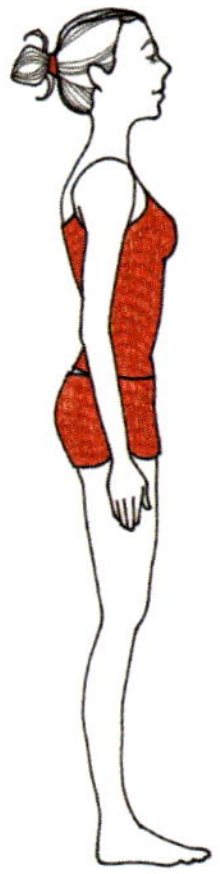

samasthitiḥ

nāsāgrai

**1 – ekam Einatmen**
Lege die Handflächen unter die Fußsohlen, beuge dazu leicht die Knie. Strecke die Arme, hebe das Brustbein und richte den Blick nach vorne.

**2 – dve Ausatmen**
Beuge dich nach vorne, bewege die Ellenbogen nach außen, ziehe die Schultern von den Ohren weg.
5 Atemzüge

**3 – trīṇi Einatmen/Ausatmen**
Hebe das Brustbein, strecke die Arme und richte den Blick nach vorne.

**samasthitiḥ**
Komme zurück in die Ausgangshaltung, stehe aufrecht, die Füße sind geschlossen und die Zehen entspannt.

# trikoṇāsana A | Dreieckshaltung A

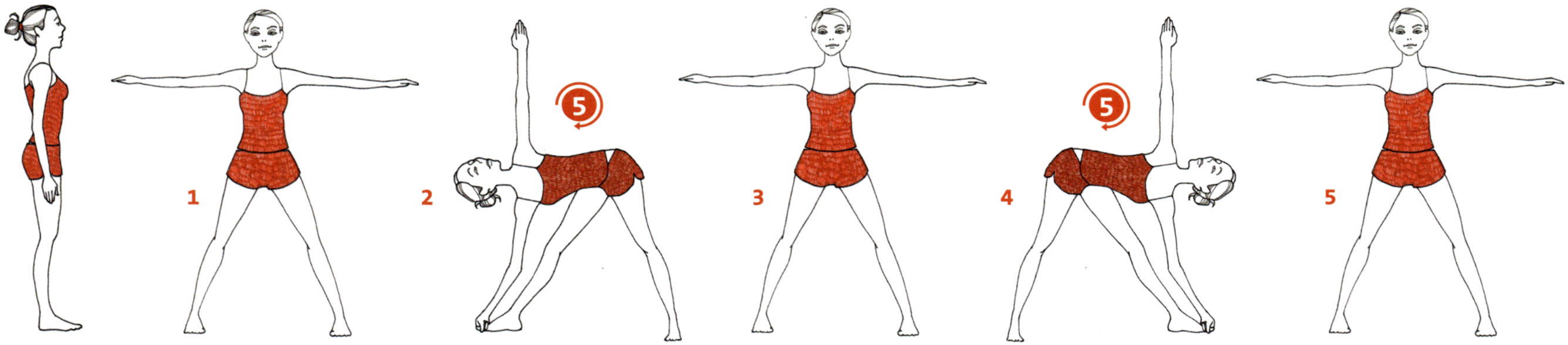


| samasthitiḥ | ekam | dve | trīṇi | catvāri | pañca |
|---|---|---|---|---|---|
| | Einatmen | Ausatmen | Einatmen | Ausatmen | Einatmen |
| nāsāgrai | nāsāgrai | hastāgrai | nāsāgrai | hastāgrai | nāsāgrai |

**samasthitiḥ**
Stehe aufrecht, die Füße sind geschlossen und die Zehen entspannt.

**1 – ekam Einatmen**
Gehe etwa eine Beinlänge nach rechts, die Füße sind parallel, die Arme sind seitlich ausgestreckt.

**2 – dve Ausatmen**
Drehe den rechten Fuß 90 Grad nach außen, den linken Fuß drehe leicht nach innen. Kippe den Oberkörper aus der Hüfte seitlich nach rechts, greife mit der rechten Hand den großen Zeh (oder das Schienbein), hebe den linken Arm senkrecht nach oben.
5 Atemzüge

**3 – trīṇi Einatmen**
Richte den Oberkörper auf, stelle die Füße parallel, die Arme sind seitlich ausgestreckt.

**4 – catvāri Ausatmen**
Drehe den linken Fuß 90 Grad nach außen, den rechten Fuß drehe leicht nach innen. Kippe den Oberkörper aus der Hüfte seitlich nach links, greife mit der linken Hand den großen Zeh (oder das Schienbein), hebe den rechten Arm senkrecht nach oben. 5 Atemzüge

**5 – pañca Einatmen**
Richte dich nach oben auf, stelle die Füße parallel, die Arme sind seitlich ausgestreckt.

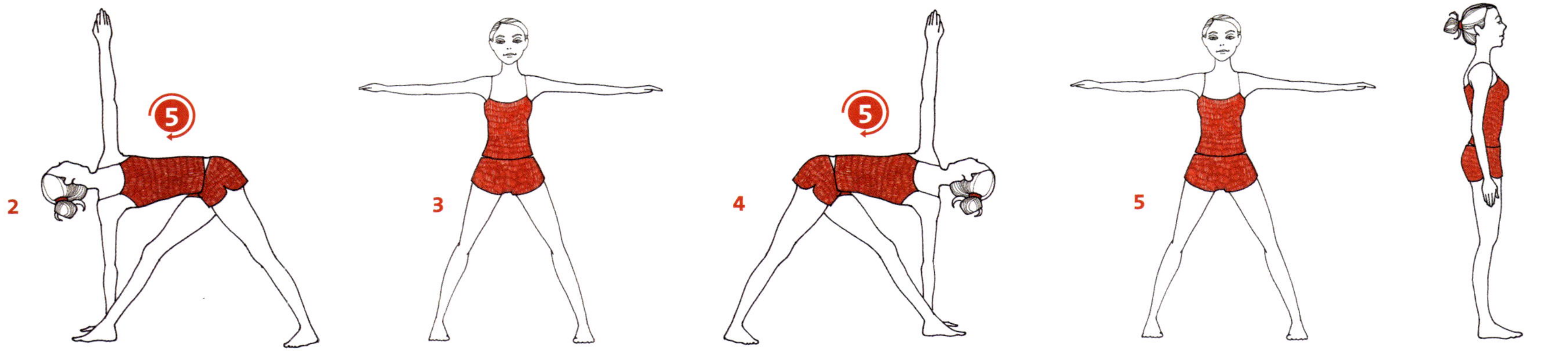


dve
Ausatmen
hastāgrai

trīṇi
Einatmen
nāsāgrai

catvāri
Ausatmen
hastāgrai

pañca
Einatmen
nāsāgrai

samasthitiḥ

nāsāgrai

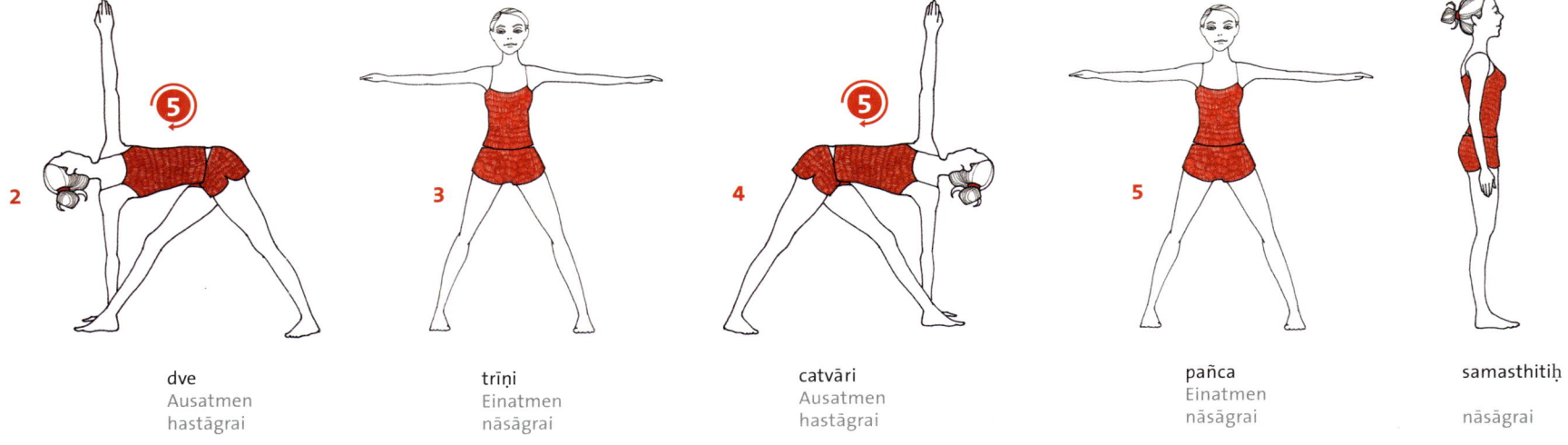

**2 – dve Ausatmen**
Drehe den rechten Fuß 90 Grad auf, setze den linken Fuß 45 Grad nach innen, die Hüfte ist parallel, setze die linke Hand an die Außenseite des rechten Fußes, während der rechte Arm senkrecht nach oben gestreckt ist. 5 Atemzüge

**3 – trīṇi Einatmen**
Richte den Oberkörper auf, stelle die Füße parallel, die Arme sind seitlich ausgestreckt.

**4 – catvāri Ausatmen**
Drehe den rechten Fuß 90 Grad auf, setze den rechten Fuß 45 Grad nach innen, die Hüfte ist parallel, setze die rechte Hand an die Außenseite des linken Fußes, während der linke Arm senkrecht nach oben gestreckt ist. 5 Atemzüge

**5 – pañca Einatmen**
Richte den Oberkörper auf, stelle die Füße parallel, die Arme sind seitlich ausgestreckt.

**samasthitiḥ**
Komme an den vorderen Mattenrand zurück, stehe aufrecht, die Füße sind geschlossen und die Zehen entspannt.

# pārśvakoṇāsana A | Seitliche Winkelhaltung A

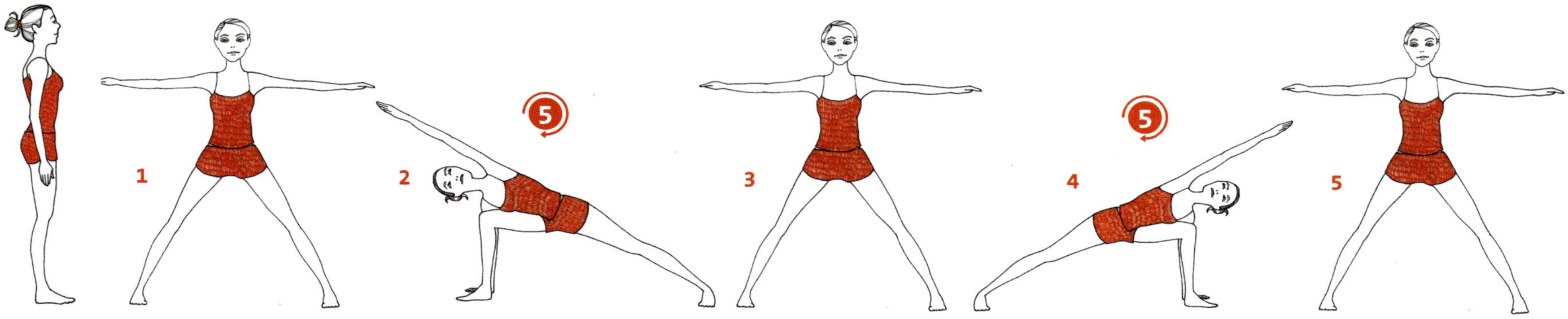


| samasthitiḥ | ekam | dve | trīṇi | catvāri | pañca |
|---|---|---|---|---|---|
| | Einatmen | Ausatmen | Einatmen | Ausatmen | Einatmen |
| nāsāgrai | nāsāgrai | hastāgrai | nāsāgrai | hastāgrai | nāsāgrai |

**samasthitiḥ**
Stehe aufrecht, die Füße sind geschlossen und die Zehen entspannt.

**1 – ekam Einatmen**
Gehe etwa eineinhalb Beinlängen nach rechts, die Füße sind parallel, die Arme sind seitlich ausgestreckt.

**2 – dve Ausatmen**
Drehe den rechten Fuß 90 Grad auf, drehe den linken Fuß leicht nach innen, beuge das rechte Knie, setze die rechte Hand nach außen neben den rechten Fuß, strecke den linken Arm über den Kopf, die Handfläche zeigt dabei zum Boden, halte den Kopf in Verlängerung zur Wirbelsäule, drehe den Oberkörper nach oben, so dass die Flanke in Verlängerung mit dem linken Arm gestreckt wird, ziehe die Schultern von den Ohren weg. 5 Atemzüge

**3 – trīṇi Einatmen**
Richte den Oberkörper auf, stelle die Füße parallel, die Arme sind seitlich ausgestreckt.

**4 – catvāri Ausatmen**
Drehe den linken Fuß 90 Grad auf, drehe den rechten Fuß leicht nach innen, beuge das linke Knie, setze die linke Hand nach außen neben den linken Fuß, strecke den rechten Arm über den Kopf, die Handfläche zeigt dabei zum Boden, halte den Kopf in Verlängerung zur Wirbelsäule, drehe den Oberkörper nach oben, so dass die Flanke in Verlängerung mit dem rechten Arm gestreckt wird, ziehe Schultern von den Ohren weg. 5 Atemzüge

**5 – pañca Einatmen**
Richte den Oberkörper auf, stelle die Füße parallel, die Arme sind seitlich ausgestreckt.

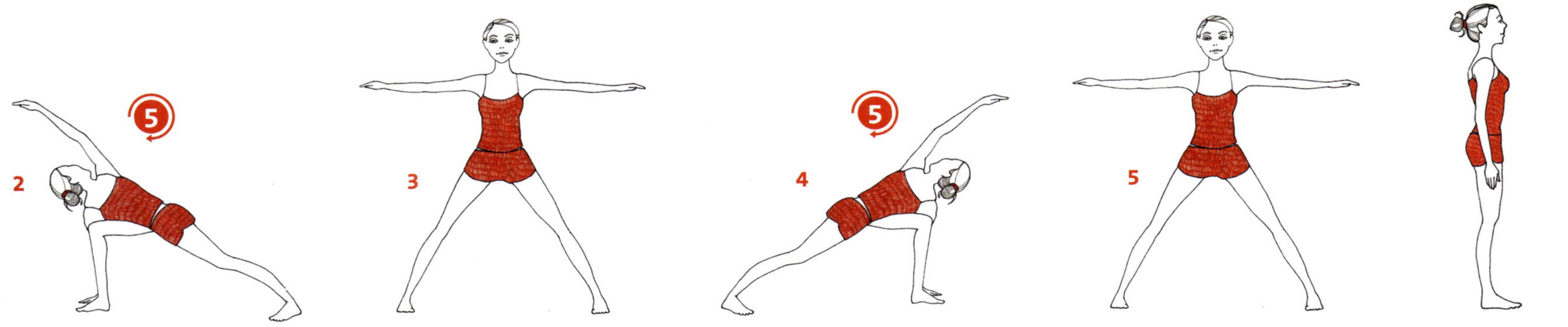


dve
Ausatmen
hastāgrai

triṇi
Einatmen
nāsāgrai

catvāri
Ausatmen
hastāgrai

pañca
Einatmen
nāsāgrai

samasthitiḥ

nāsāgrai

**2 – dve Ausatmen**
Drehe den rechten Fuß 90 Grad auf, drehe den linken Fuß 45 Grad nach innen, beuge das rechte Knie, schiebe den linken Oberarm über den rechten Oberschenkel, setze die linke Hand außerhalb des rechten Fußes, strecke den rechten Arm über den Kopf, halte den Kopf in Verlängerung zur Wirbelsäule, drehe den Oberkörper nach oben, so dass die Flanke in Verlängerung mit dem rechten Arm gestreckt wird. 5 Atemzüge

**3 – triṇi Einatmen**
Richte den Oberkörper auf, stelle die Füße parallel, die Arme sind seitlich ausgestreckt

**4 – catvāri Ausatmen**
Drehe den linken Fuß 90 Grad auf, drehe den rechten Fuß 45 Grad nach innen, beuge das linke Knie, schiebe den rechten Oberarm über den linken Oberschenkel, setze die rechte Hand außerhalb des linken Fußes, strecke den linken Arm über den Kopf, halte den Kopf in Verlängerung zur Wirbelsäule, drehe Oberkörper nach oben, so dass die Flanke in Verlängerung mit dem linken Arm gestreckt wird. 5 Atemzüge

**5 – pañca Einatmen**
Richte den Oberkörper auf, stelle die Füße parallel, die Arme sind seitlich ausgestreckt.

**samasthitiḥ**
Komme an den vorderen Mattenrand, stehe aufrecht, die Füße sind geschlossen und die Zehen entspannt.

## prasārita pādottānāsana A | Gegrätschte Beindehnungshaltung A

**Ein vinyāsa kann mehrere Atemphasen haben.**

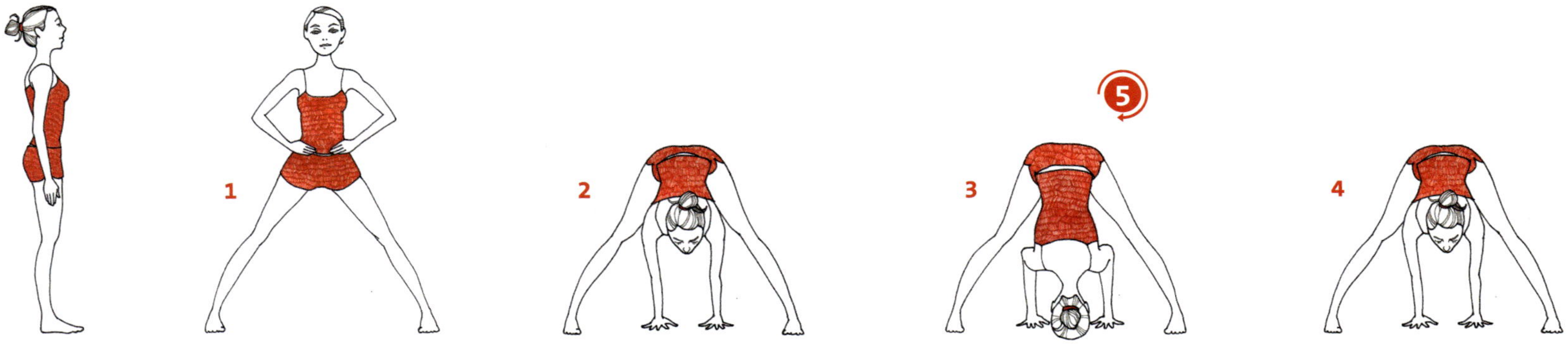


samasthitiḥ
nāsāgrai

ekam
Einatmen
nāsāgrai

dve
Ausatmen/Einatmen
bhrūmadhya

trīṇi
Ausatmen
nāsāgrai

catvāri
Einatmen/Ausatmen
bhrūmadhya

**samasthitiḥ**
Stehe aufrecht, die Füße sind geschlossen und die Zehen entspannt.

**1 – ekam Einatmen**
Gehe etwa eineinhalb Beinlängen nach rechts, die Füße sind parallel aufgestellt, die Hände sind an den Hüften.

**2 – dve Ausatmen/Einatmen**
**Ausatmen:** Beuge dich aus der Hüfte nach vorne und unten, setze die Hände schulterbreit auf den Boden.
**Einatmen:** Hebe den Kopf und strecke die Arme.

**3 – trīṇi Ausatmen**
Senke den Kopf, beuge die Ellenbogen nach hinten und rotiere die Oberschenkelmuskulatur nach außen und oben. 5 Atemzüge

**4 – catvāri Einatmen/Ausatmen**
**Einatmen:** Hebe den Kopf und strecke die Arme.
**Ausatmen:** Halte die Position.

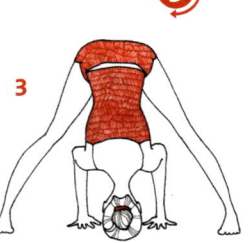

pañca
Einatmen/Ausatmen
nāsāgrai

ekam
Einatmen
nāsāgrai

dve
Ausatmen/Einatmen
nāsāgrai

trīṇi
Ausatmen
nāsāgrai

catvāri
Einatmen/Ausatmen
nāsāgrai

**5 – pañca Einatmen/Ausatmen**
**Einatmen:** Setze die Hände an die Hüfte, während du dich mit dem Oberkörper aufrichtest.
**Ausatmen:** Halte die Position.

**1 – ekam Einatmen**
Strecke die Arme seitlich aus.

**2 – dve Ausatmen/Einatmen**
**Ausatmen:** Setze die Hände an die Hüfte.
**Einatmen:** Halte die Position und strecke den Rücken.

**3 – trīṇi Ausatmen**
Beuge dich aus der Hüfte nach vorne und unten, führe die Schultern von den Ohren weg.
5 Atemzüge

**4 – catvāri Einatmen/Ausatmen**
**Einatmen:** Die Hände bleiben an der Hüfte, während du dich mit dem Oberkörper aufrichtest.
**Ausatmen:** Halte die Position.

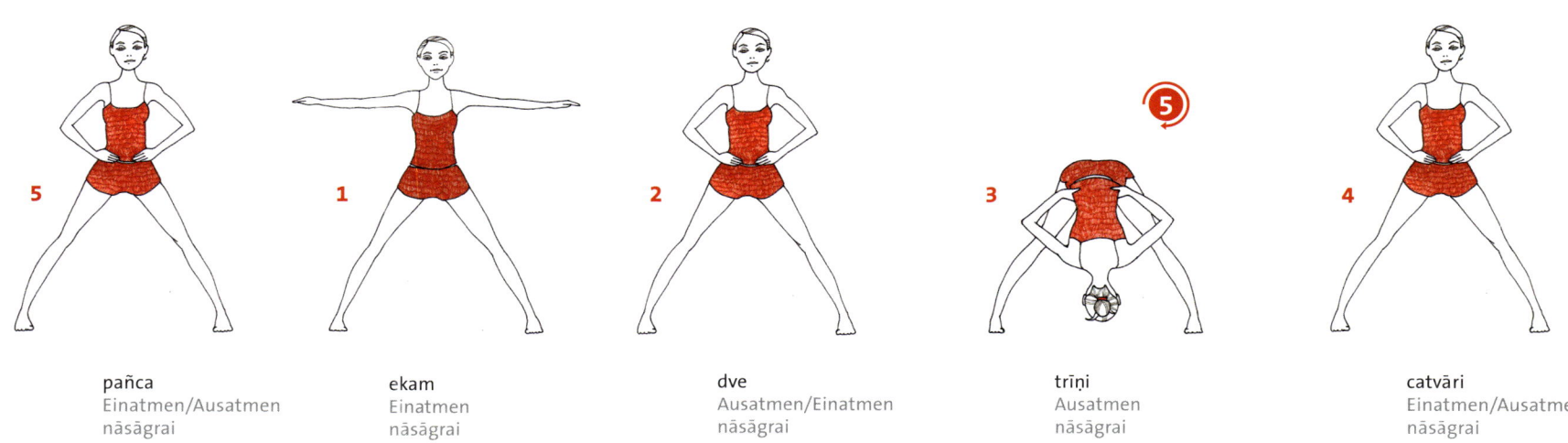

# prasārita pādottānāsana C | Gegrätschte Beindehnungshaltung C

1

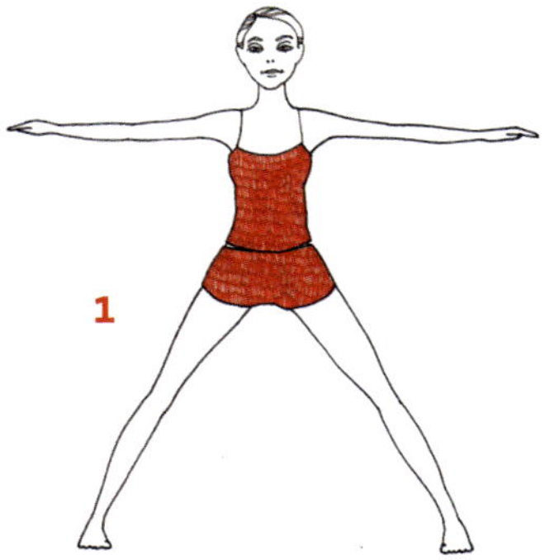

ekam
Einatmen
nāsāgrai

2

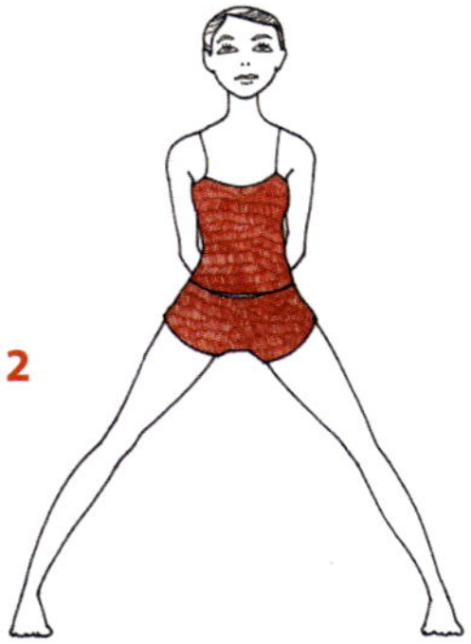

dve
Ausatmen/Einatmen
nāsāgrai

3

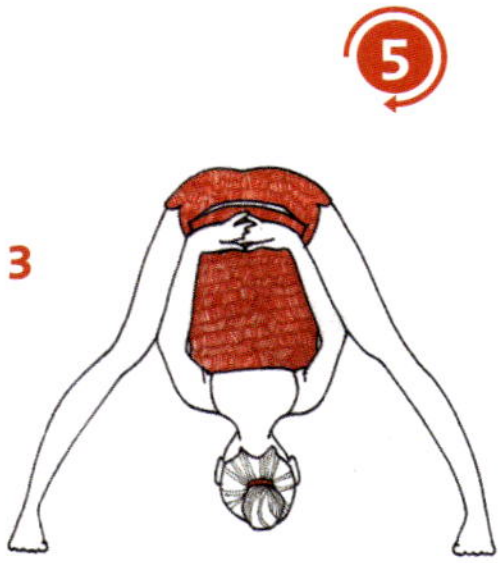


trīṇi
Ausatmen
nāsāgrai

4

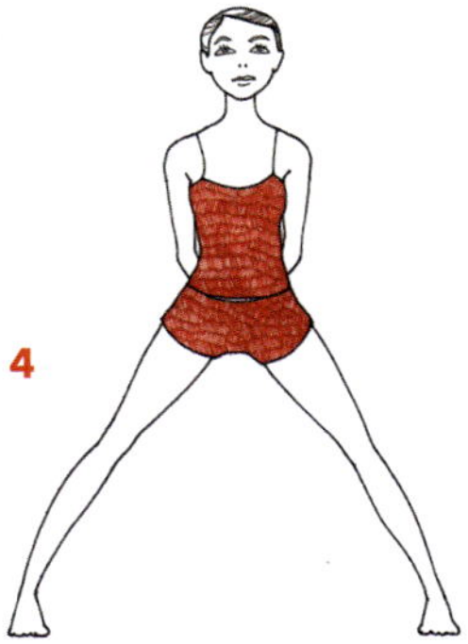

catvāri
Einatmen/Ausatmen
nāsāgrai

**1 – ekam Einatmen**
Strecke die Arme seitlich aus.

**2 – dve Ausatmen/Einatmen**
**Ausatmen:** Falte die Hände hinter dem Rücken.
**Einatmen:** Halte die Position.

**3 – trīṇi Ausatmen**
Beuge dich aus der Hüfte nach vorne und unten, die Arme sinken Richtung Boden. 5 Atemzüge

**4 – catvāri Einatmen/Ausatmen**
**Einatmen:** Richte dich auf.
**Ausatmen:** Halte die Position.

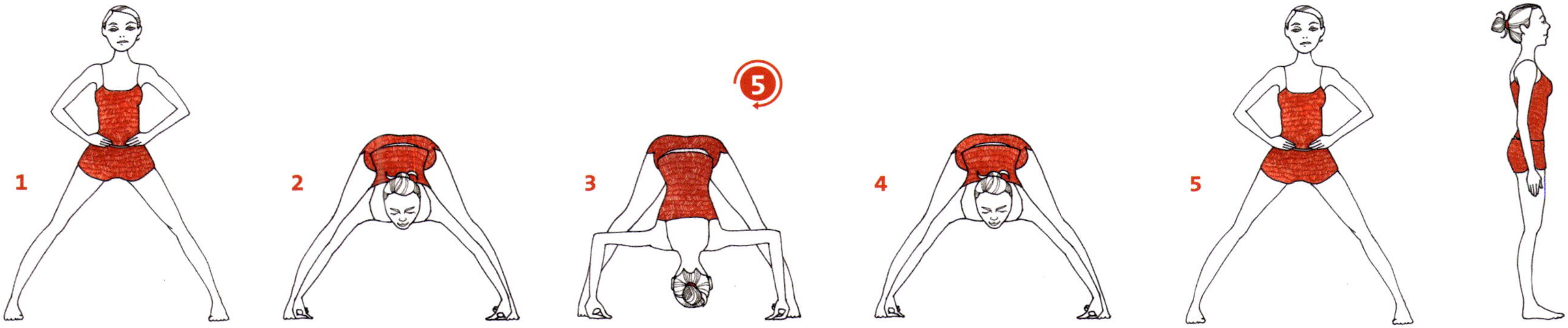


ekam
Einatmen
nāsāgrai

dve
Ausatmen/Einatmen
bhrūmadhya

trīṇi
Ausatmen
nāsāgrai

catvāri
Einatmen/Ausatmen
bhrūmadhya

pañca
Einatmen
nāsāgrai

samasthitiḥ

nāsāgrai

**1 – ekam Einatmen**
Die Hände sind an den Hüften.

**2 – dve Ausatmen/Einatmen**
**Ausatmen:** Beuge dich aus der Hüfte nach vorne und unten, greife mit Zeige- und Mittelfinger die großen Zehen.
**Einatmen:** Hebe den Kopf und strecke die Arme.

**3 – trīṇi Ausatmen**
Senke den Kopf und beuge die Ellenbogen nach außen. 5 Atemzüge

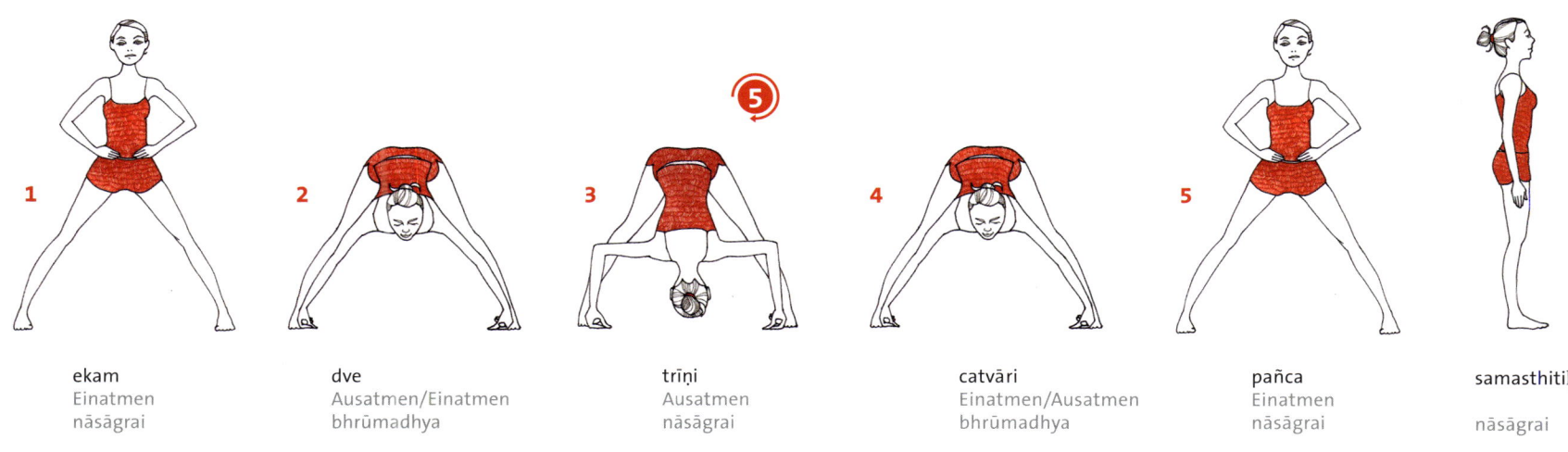

**4 – catvāri Einatmen/Ausatmen**
**Einatmen:** Hebe den Kopf und strecke die Arme.
**Ausatmen:** Halte die Position.

**5 – pañca Einatmen**
Setze die Hände an die Hüften, während du dich mit dem Oberkörper aufrichtest.

**samasthitiḥ**
Komme an den vorderen Mattenrand, stehe aufrecht, die Füße sind geschlossen und die Zehen entspannt.

# pārśvottānāsana | Seitliche Dehnungshaltung

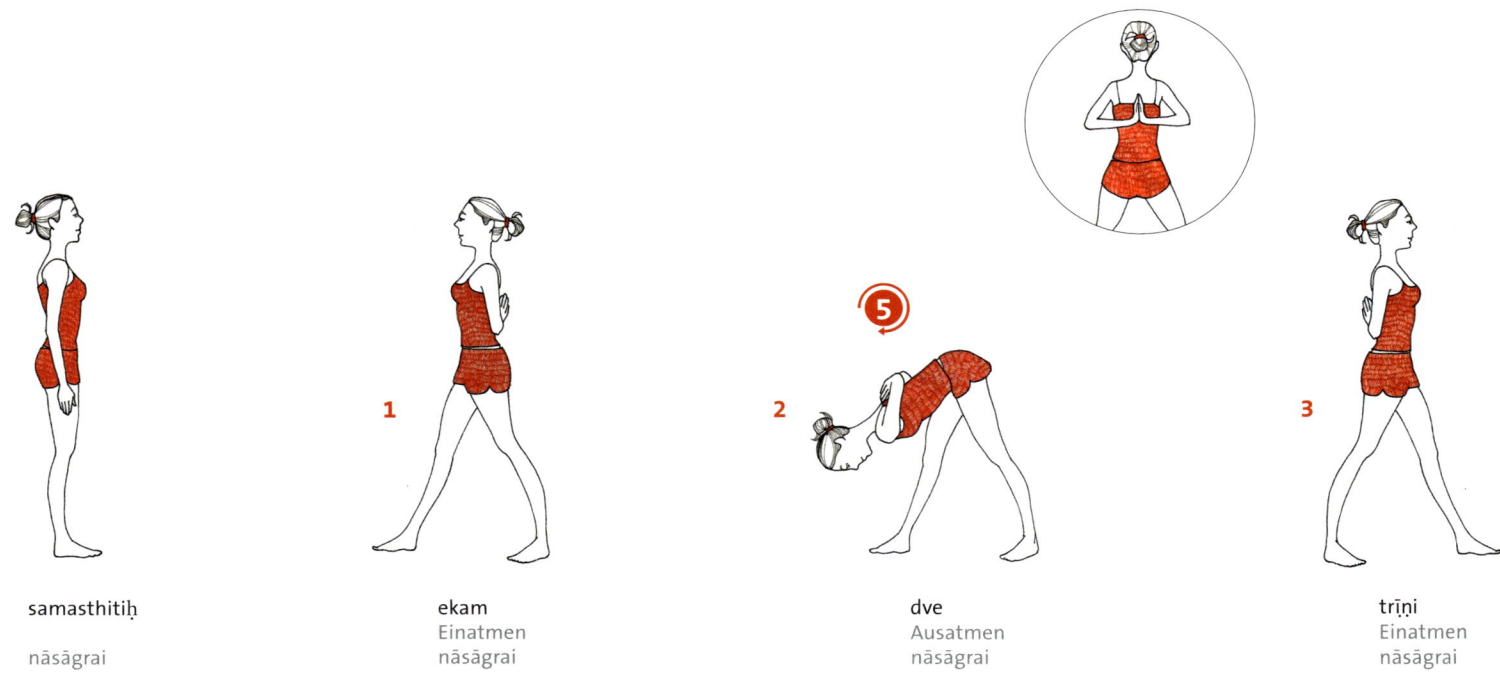

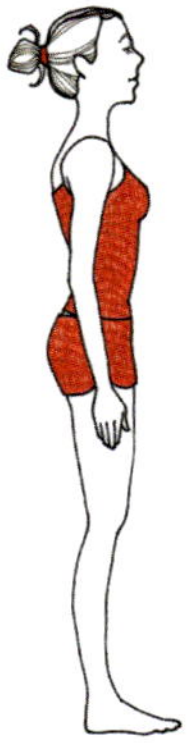

samasthitiḥ

nāsāgrai

1

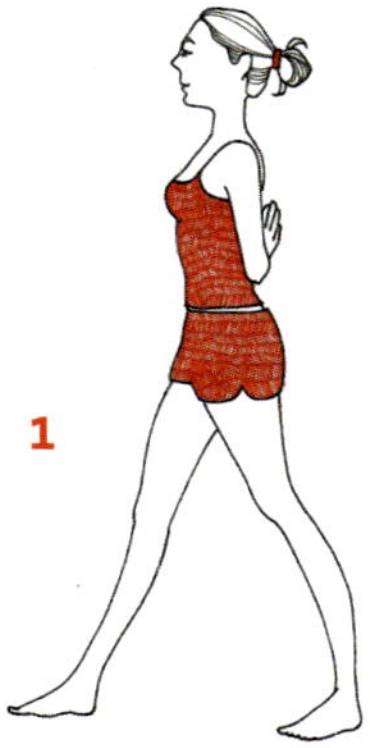

ekam
Einatmen
nāsāgrai

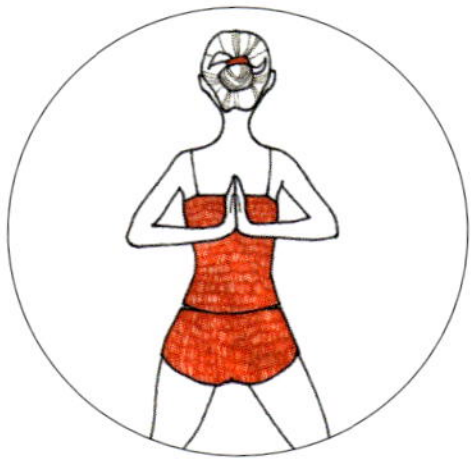

2

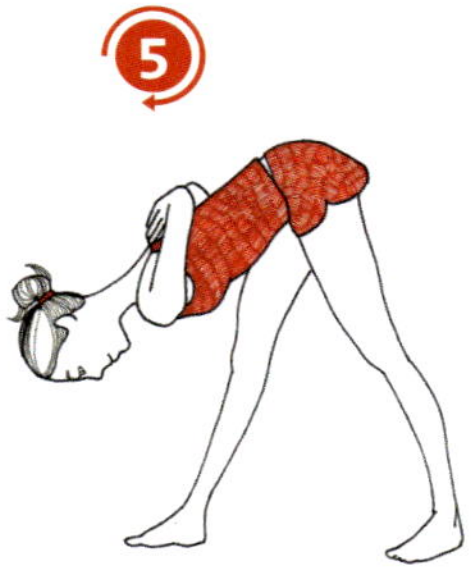


dve
Ausatmen
nāsāgrai

3

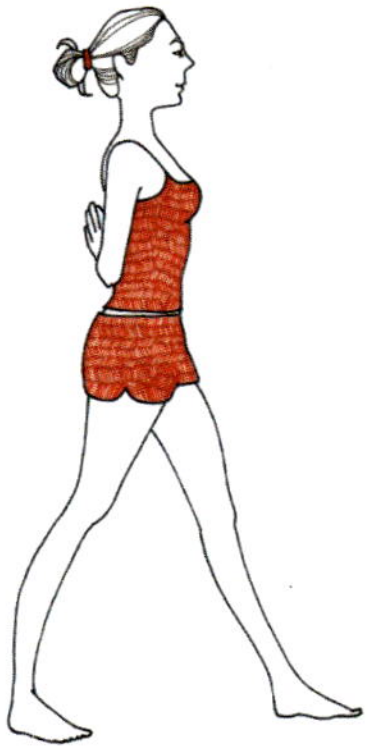

trīṇi
Einatmen
nāsāgrai

**samasthitiḥ**
Stehe aufrecht, die Füße sind geschlossen und die Zehen entspannt.

**1 – ekam Einatmen**
Gehe etwa eine Beinlänge mit dem rechten Bein nach rechts, drehe den rechten Fuß 90 Grad, setze den linken Fuß 45 Grad, die Hüften sind parallel, lege die Handflächen auf dem Rücken zusammen und strecke die Wirbelsäule.

**2 – dve Ausatmen**
Beuge dich über das rechte Bein. 5 Atemzüge

**3 – trīṇi Einatmen**
Richte dich mit geradem Rücken auf, drehe dich direkt auf die linke Seite, drehe den linken Fuß 90 Grad, setze den rechten Fuß 45 Grad, die Hüften sind parallel, die Hände bleiben zusammen gelegt.

4

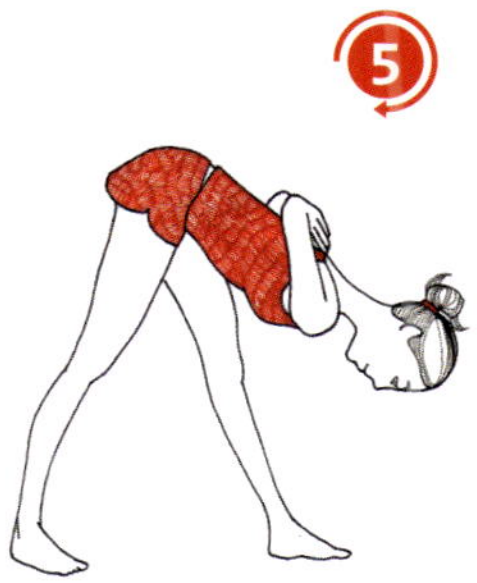


catvāri
Ausatmen
nāsāgrai

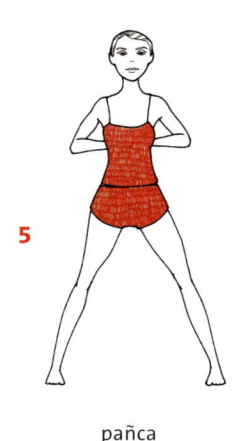

5

pañca
Einatmen
nāsāgrai

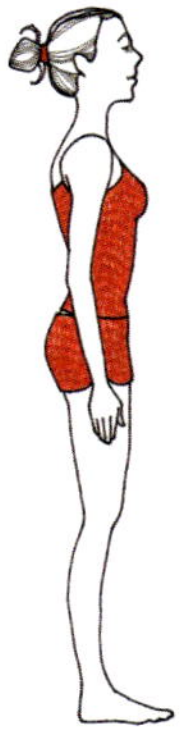

samasthitiḥ

nāsāgrai

**4 – catvāri Ausatmen**
Beuge dich über das linke Bein.
5 Atemzüge

**5 – pañca Einatmen**
Richte dich mit geradem Rücken auf, stelle die Füße parallel.

**samasthitiḥ**
Komme an den vorderen Mattenrand, stehe aufrecht, die Füße sind geschlossen und die Zehen entspannt.

# utthita hasta pādāṅguṣṭhāsana | Aufrechte Hand-zum-Zeh-Haltung

samasthitiḥ
nāsāgrai

ekam
Einatmen
pādayoragrai

dve
Ausatmen
pādayoragrai

trīṇi
Einatmen
pādayoragrai

catvāri
Ausatmen
pārśva

**samasthitiḥ**
Stehe aufrecht, die Füße sind geschlossen und die Zehen entspannt.

**1 – ekam Einatmen**
Verlagere dein Körpergewicht leicht auf das linke Standbein. Beuge das rechte Knie, hebe dann das rechte Bein und greife mit Zeige- und Mittelfinger den großen Zeh und strecke dann das Bein aus. Die linke Hand ist an der linken Hüfte.

**2 – dve Ausatmen**
Oberkörper und Bein bewegen sich scherenartig aufeinander zu. 5 Atemzüge

**3 – trīṇi Einatmen**
Öffne die Schere, indem du den Oberkörper wieder aufrichtest.

**4 – catvāri Ausatmen**
Bewege das rechte Bein nach rechts außen, der Blick geht in die entgegengesetzte Richtung. 5 Atemzüge

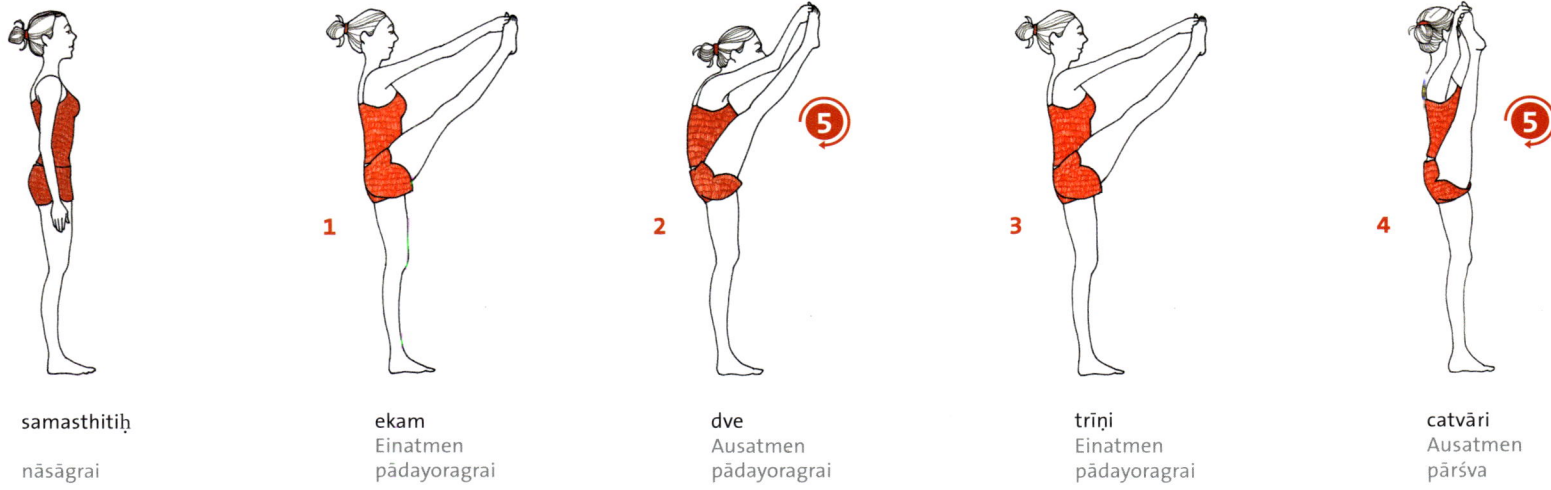

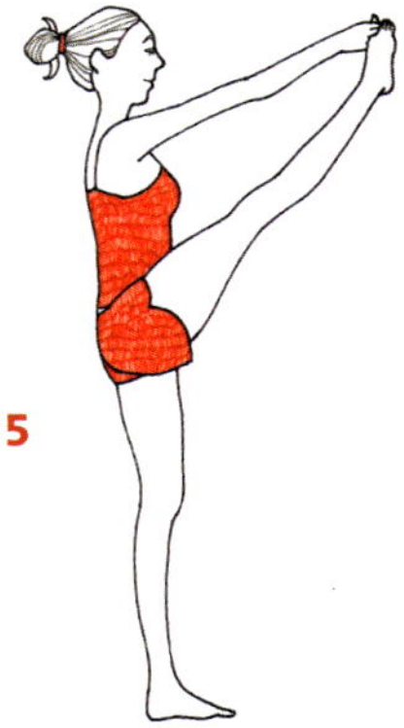

5

pañca
Einatmen
pādayoragrai

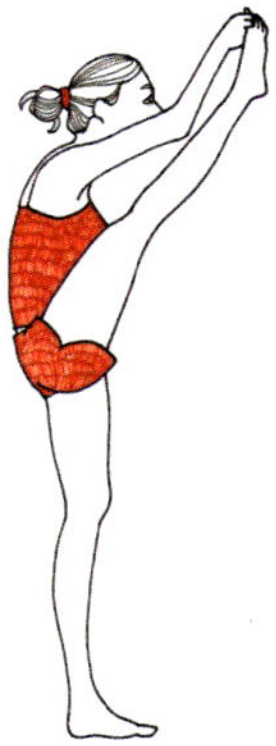

6

ṣaṭ
Ausatmen
pādayoragrai

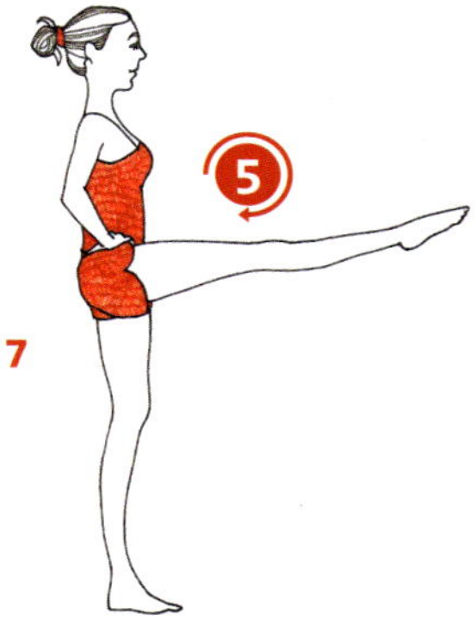


7

sapta
Einatmen/Ausatmen
pādayoragrai

**5 – pañca Einatmen**
Bringe das Bein wieder nach vorne und richte den Blick gerade aus.

**6 – ṣaṭ Ausatmen**
Oberkörper und Bein bewegen sich scherenartig aufeinander zu.

**7 – sapta Einatmen/Ausatmen**
**Einatmen:** Öffne die Schere, indem du den Oberkörper wieder aufrichtest, lasse den großen Zeh los. Setze die Hand an die Hüfte und halte das gestreckte Bein.
5 Atemzüge
**Ausatmen:** Löse die Haltung auf und setze das rechte Bein ab.

Ausatmen
nāsāgrai

aṣṭau
Einatmen
pādayoragrai

nava
Ausatmen
pādayoragrai

daśa
Einatmen
pādayoragrai

ekādaśa
Ausatmen
pārśva

**Ausatmen**

**8 – aṣṭau Einatmen**
Verlagere dein Körpergewicht leicht auf das rechte Standbein. Beuge das linke Knie, hebe dann das linke Bein und greife mit Zeige- und Mittelfinger den großen Zeh und strecke dann das Bein aus. Die rechte Hand ist an der rechten Hüfte.

**9 – nava Ausatmen**
Oberkörper und Bein bewegen sich scherenartig aufeinander zu. 5 Atemzüge

**10 – daśa Einatmen**
Öffne die Schere, indem du den Oberkörper wieder aufrichtest und stehe aufrecht.

**11 – ekādaśa Ausatmen**
Bewege das linke Bein nach links außen, der Blick geht in die entgegengesetzte Richtung. 5 Atemzüge

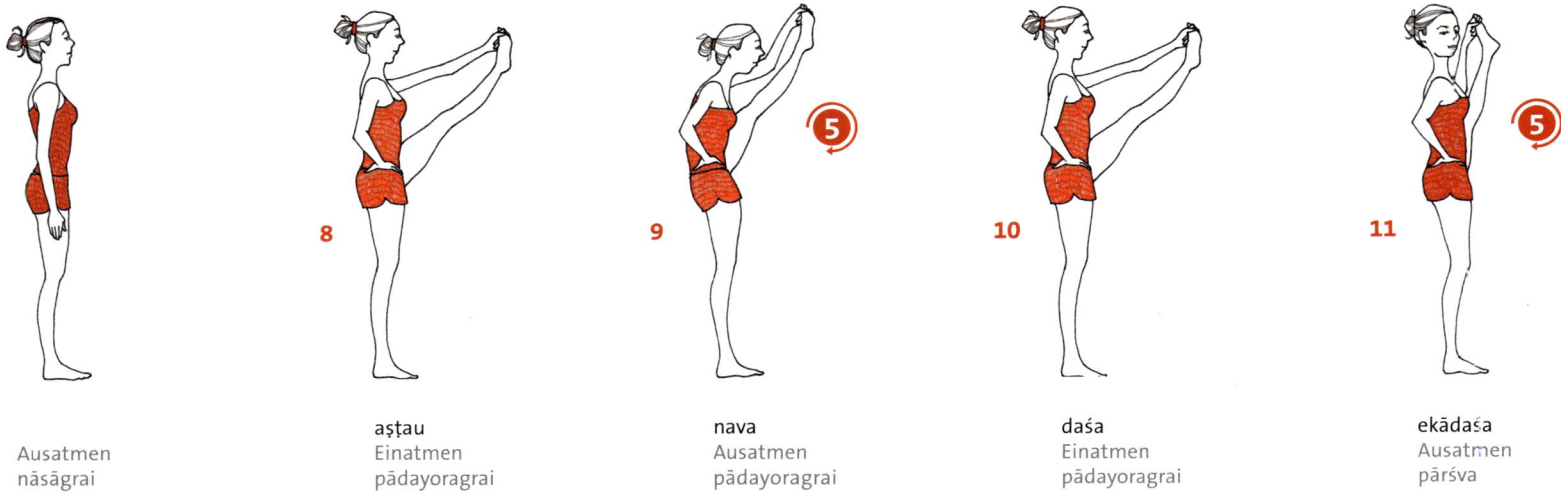

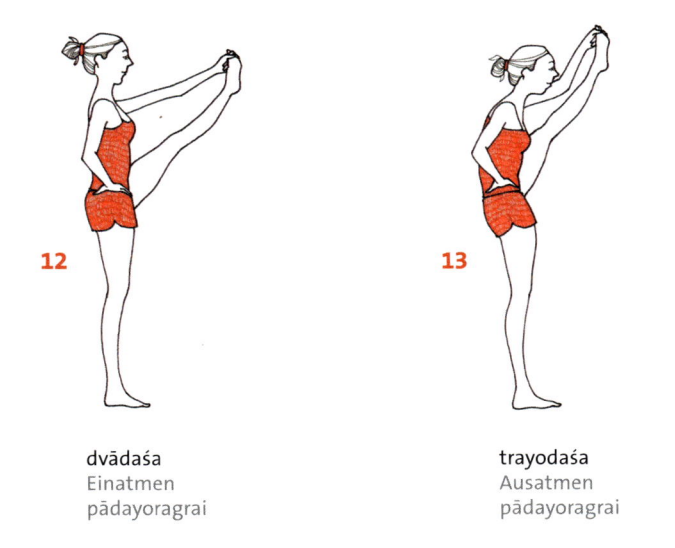

12

dvādaśa
Einatmen
pādayoragrai

13

trayodaśa
Ausatmen
pādayoragrai

14

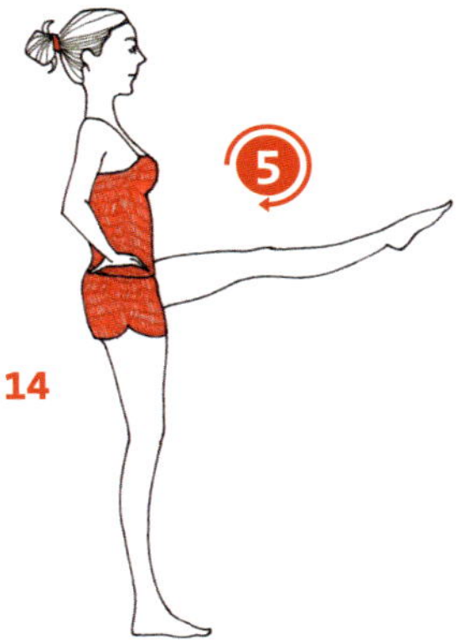


caturdaśa
Einatmen/Ausatmen
pādayoragrai

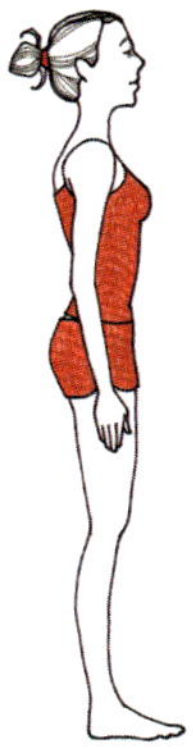

samasthitiḥ

nāsāgrai

**12 – dvādaśa Einatmen**
Bringe das Bein wieder nach vorne und richte den Blick gerade aus.

**13– trayodaśa Ausatmen**
Oberkörper und Bein bewegen sich scherenartig aufeinander zu.

**14 – caturdaśa Einatmen/Ausatmen**
Öffne die Schere, indem du den Oberkörper wieder aufrichtest, lasse den großen Zeh los. Setze die Hand an die Hüfte und halte das gestreckte Bein.
5 Atemzüge

**samasthitiḥ**
Löse die Haltung auf und setze das linke Bein ab. Stehe aufrecht, die Füße sind geschlossen und die Zehen entspannt.

# ardha baddha padmottānāsana | Dehnungshaltung im halben gebundenen Lotus

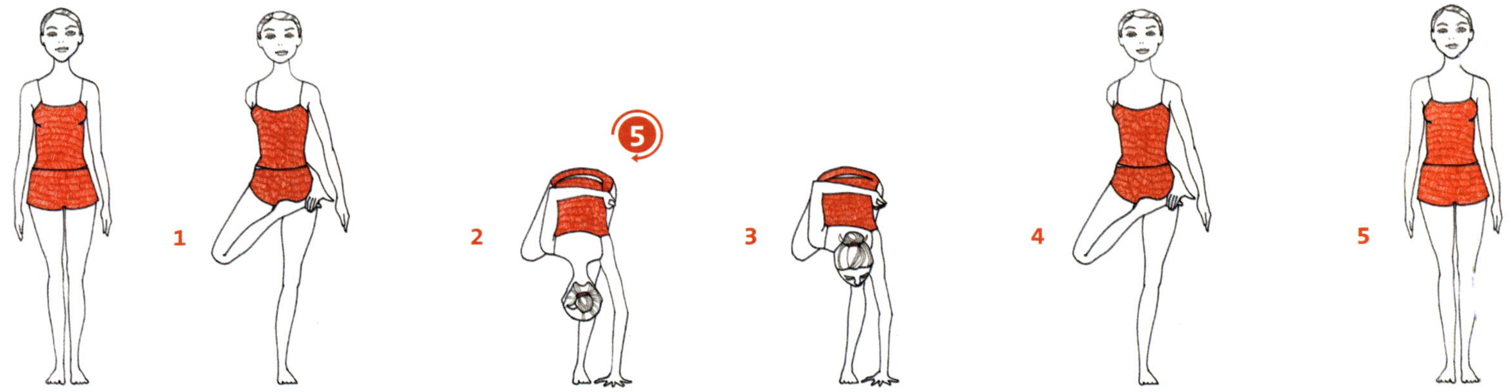

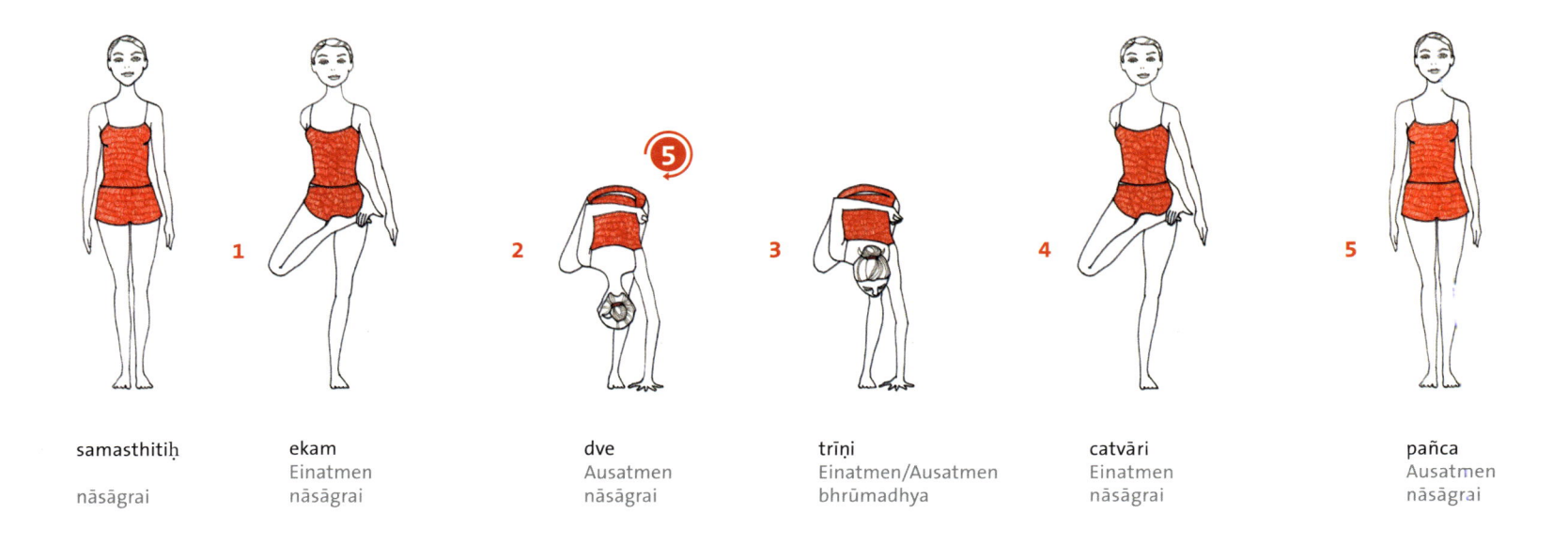

| samasthitiḥ | ekam | dve | trīṇi | catvāri | pañca |
|---|---|---|---|---|---|
| | Einatmen | Ausatmen | Einatmen/Ausatmen | Einatmen | Ausatmen |
| nāsāgrai | nāsāgrai | nāsāgrai | bhrūmadhya | nāsāgrai | nāsāgrai |

**samasthitiḥ**
Stehe aufrecht, die Füße sind geschlossen und die Zehen entspannt.

**1 – ekam  Einatmen**
Verlagere das Gewicht auf das linke Bein, beuge das rechte Bein und führe den rechten Fuß in den halben Lotus. Bringe den rechten Arm hinter den Rücken, die rechte Hand greift den rechten großen Zeh.

**2 – dve  Ausatmen**
Beuge das linke Standbein, beuge dich nach unten und setze die linke Hand neben den linken Fuß.
5 Atemzüge

**3 – trīṇi  Einatmen/Ausatmen**
**Einatmen:** Hebe das Brustbein und richte den Blick nach vorne.
**Ausatmen:** Beuge das Standbein.

**4 – catvāri  Einatmen**
Richte den Oberkörper auf.

**5 – pañca  Ausatmen**
Löse die Haltung auf, setze den rechten Fuß auf den Boden, die Arme sind seitlich am Oberkörper.

6

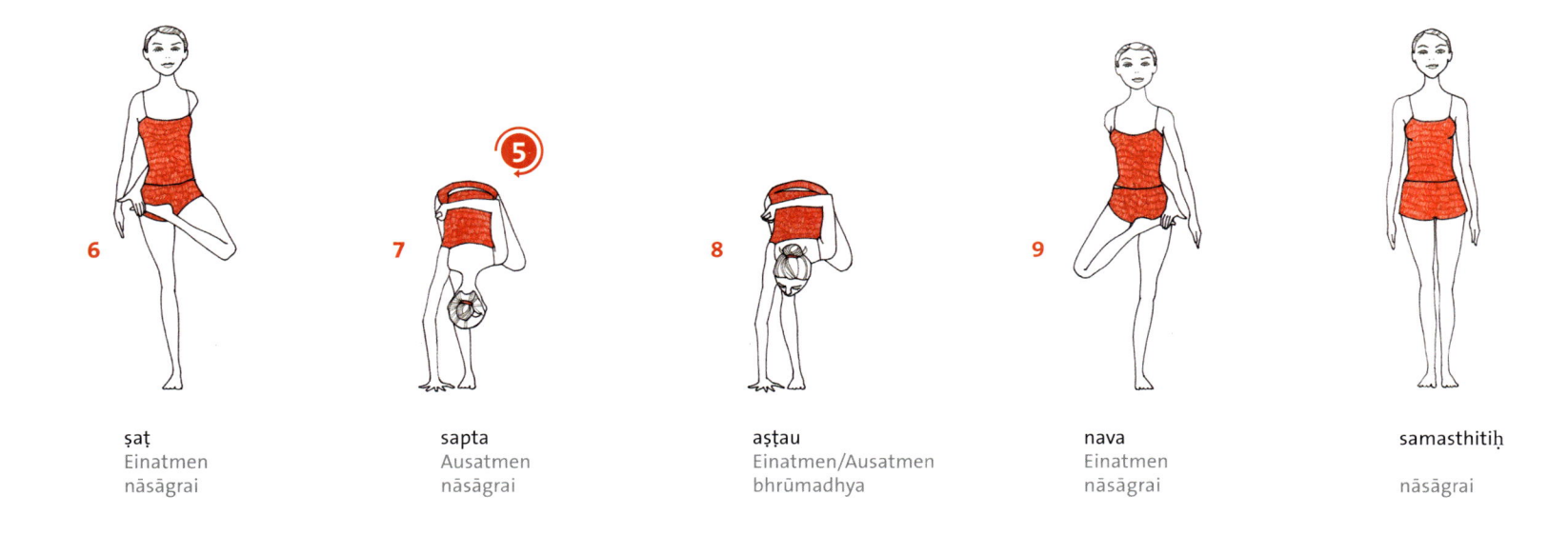

ṣaṭ
Einatmen
nāsāgrai

7
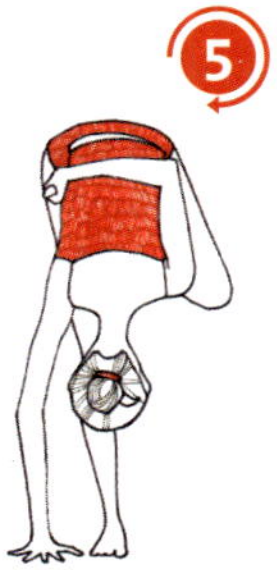


sapta
Ausatmen
nāsāgrai

8
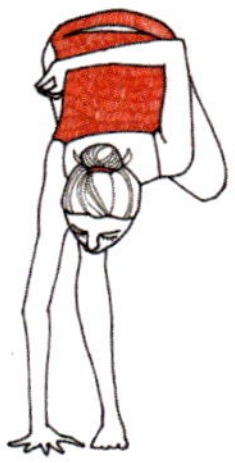

aṣṭau
Einatmen/Ausatmen
bhrūmadhya

9
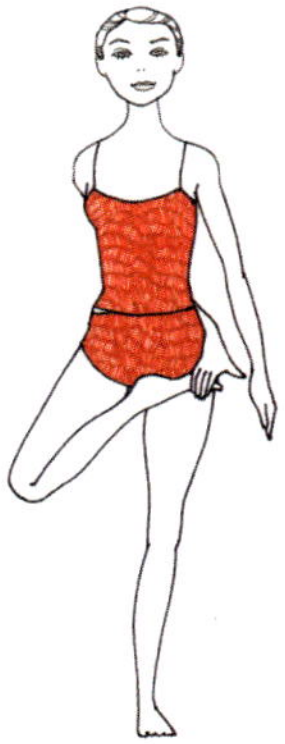

nava
Einatmen
nāsāgrai

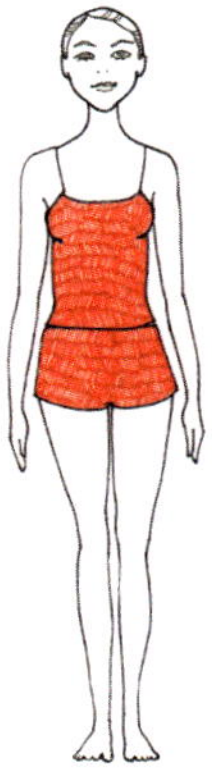

samasthitiḥ

nāsāgrai

**6 – ṣaṭ Einatmen**

Verlagere das Gewicht auf das rechte Bein, beuge das linke Bein und führe den linken Fuß in den halben Lotus. Bringe den linken Arm hinter den Rücken, die linke Hand greift den linken großen Zeh.

**7 – sapta Ausatmen**

Beuge das rechte Standbein, beuge dich nach unten und setze die rechte Hand neben den rechten Fuß.
5 Atemzüge

**8 – aṣṭau Einatmen/Ausatmen**

**Einatmen:** Hebe das Brustbein und richte den Blick nach vorne.
**Ausatmen:** Beuge das Standbein.

**9 – nava Einatmen**

Richte den Oberkörper auf.

**samasthitiḥ**

Löse die Haltung auf, setze den linken Fuß auf den Boden, die Arme sind seitlich am Oberkörper, stehe aufrecht, die Füße sind geschlossen und die Zehen entspannt.

# utkaṭāsana | Hockhaltung

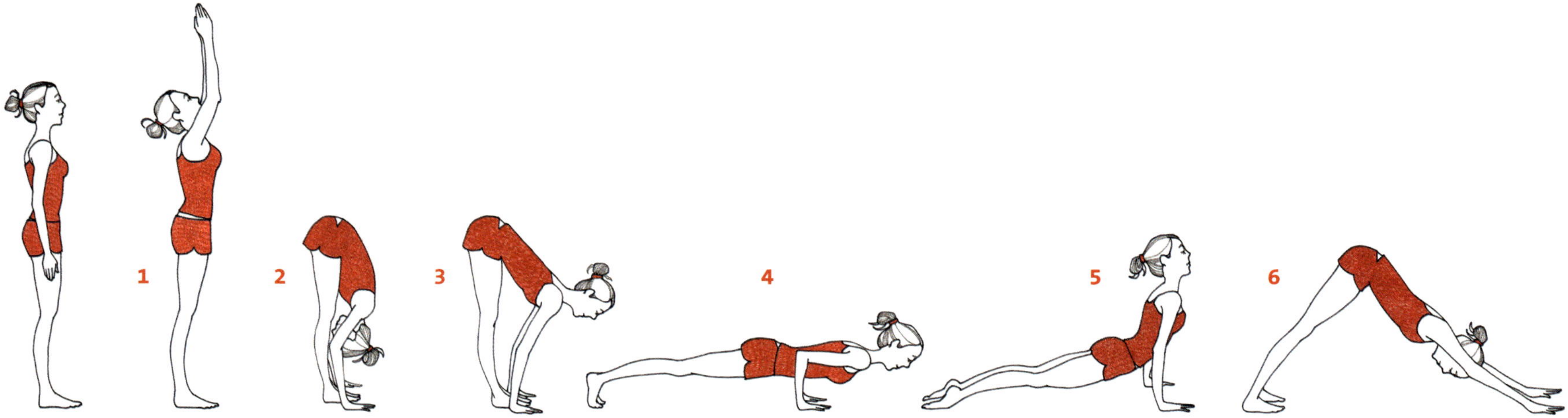
1
2
3
4
5
6
samasthitiḥ
nāsāgrai
ekam
Einatmen
aṅguṣṭha madhyai
dve
Ausatmen
nāsāgrai
trīṇi
Einatmen
bhrūmadhya
catvāri
Ausatmen
nāsāgrai
pañca
Einatmen
bhrūmadhya
ṣaṭ
Ausatmen
nābhi cakra

**samasthitiḥ**
Stehe aufrecht, die Füße sind geschlossen und die Zehen entspannt.

**1 – ekam Einatmen**
Bringe die Arme nach oben, die Handflächen berühren sich und hebe den Blick.

**2 – dve Ausatmen**
Beuge den Oberkörper nach vorne, die Beine sind dabei leicht gebeugt, lege die Handflächen vor den Füßen auf den Boden.

**3 – trīṇi Einatmen**
Strecke die Arme, hebe das Brustbein und schaue nach oben.

**4 – catvāri Ausatmen**
Springe oder gehe zurück in caturaṅga daṇḍāsana.

**5 – pañca Einatmen**
Schiebe den Brustkorb nach vorne und oben in den nach oben schauenden Hund, öffne den Brustkorb.

**6 – ṣaṭ Ausatmen**
Schiebe die Hüfte nach hinten und oben in den nach unten schauenden Hund, der Rücken ist gestreckt.

**Wenn du die Armbalance nicht alleine ausführen kannst, dann übe sie bitte nur mit einem Lehrer zusammen.**
***Sonst Krawumms!***
**Alternativ praktiziere den Übergang wie auf Seite 87.**

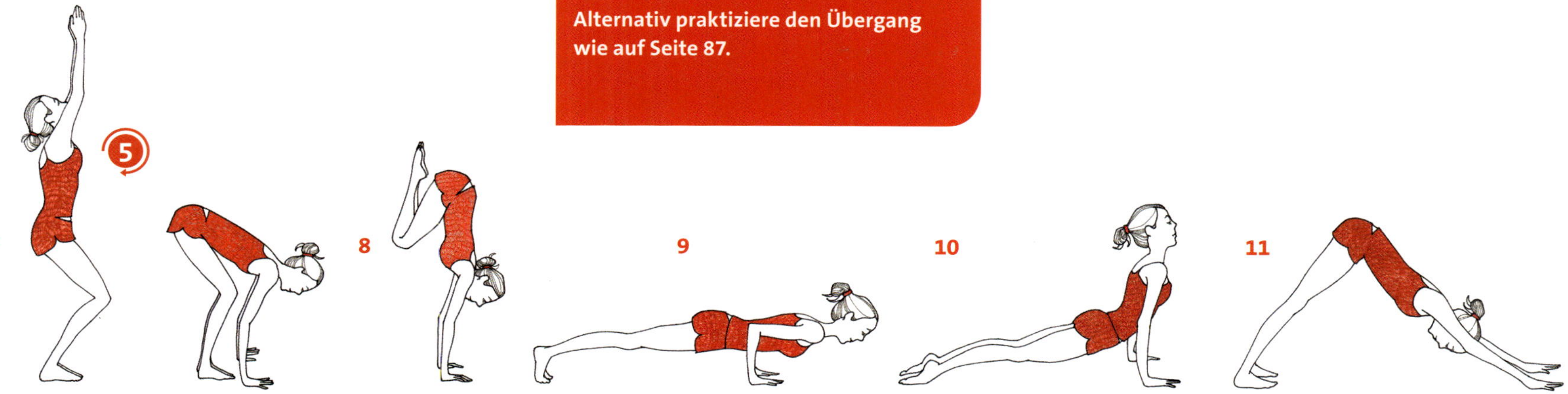


7 sapta
Einatmen — Ausatmen
aṅguṣṭha madhyai

8 aṣṭau
Einatmen
nāsāgrai

9 nava
Ausatmen
nāsāgrai

10 daśa
Einatmen
bhrūmadhya

11 ekādaśa
Ausatmen
nābhi cakra

**7 – sapta Einatmen/Ausatmen**
**Einatmen:** Beuge die Knie, bringe die Arme nach oben, die Handflächen berühren sich, hebe den Blick. 5 Atemzüge
**Ausatmen:** Beuge den Oberkörper nach unten, setze die Hände auf den Boden auf, die Beine bleiben gebeugt.

**8 – aṣṭau Einatmen**
Presse die Hände in den Boden bis du eine Aktivierung der Körpermitte spürst. Springe in eine Armbalance.

**9 – nava Ausatmen**
Lande in caturaṅga daṇḍāsana.

**10 – daśa Einatmen**
Schiebe den Brustkorb nach vorne und oben in den nach oben schauenden Hund, öffne den Brustkorb.

**11 – ekādaśa Ausatmen**
Schiebe die Hüfte nach hinten und oben in den nach unten schauenden Hund, der Rücken ist gestreckt.

# vīrabhadrāsana | Glückliche Heldenhaltung

7

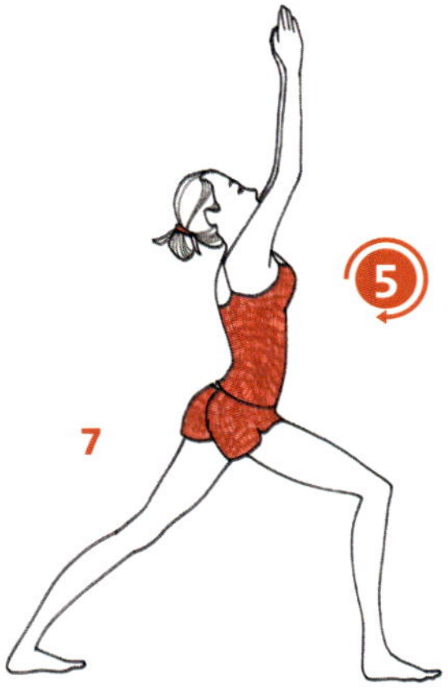


sapta
Einatmen
aṅguṣṭha madhyai

8

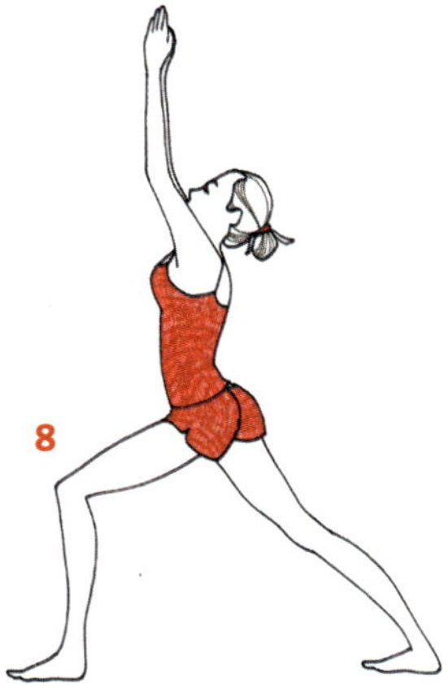

aṣṭau
Ausatmen
aṅguṣṭha madhyai

9

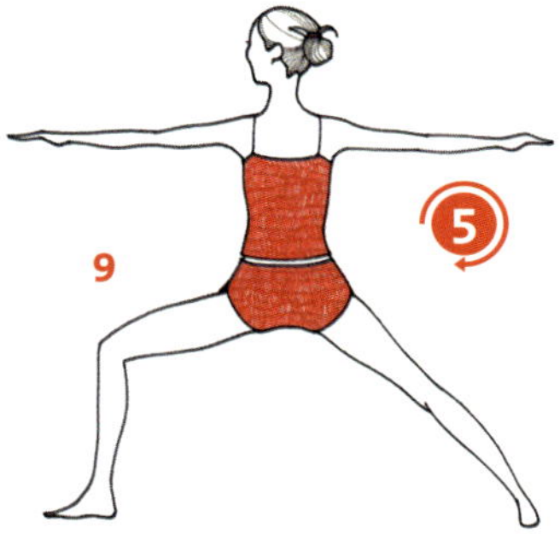


nava
Einatmen
hastāgrai

10

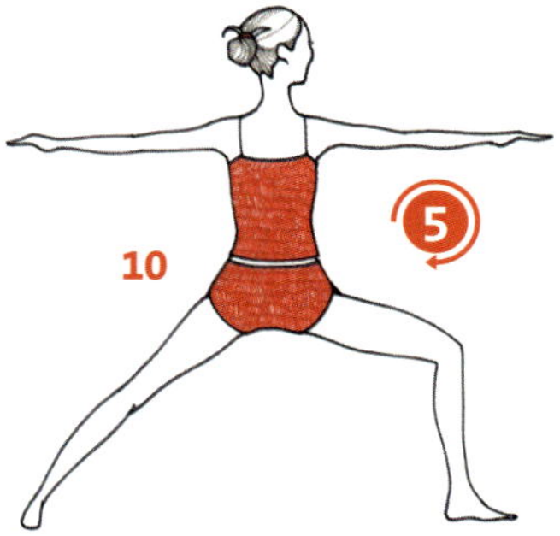


daśa
Ausatmen
hastāgrai

**7 – sapta Einatmen**
Drehe den linken Fuß 45 Grad ein, setze den rechten Fuß nach vorne, das rechte Knie ist gebeugt, das linke Bein ist gestreckt, der Oberkörper ist senkrecht, bringe deine Arme nach oben, die Handflächen berühren sich. 5 Atemzüge

**8 – aṣṭau Ausatmen**
Drehe dich auf die andere Seite, die Arme bleiben oben, der linke Fuß zeigt nach vorne, drehe den rechten Fuß 45 Grad ein, das linke Knie ist gebeugt. 5 Atemzüge

**9 – nava Einatmen**
Breite die Arme seitlich auf Schulterhöhe aus, die Hüfte öffnet sich zur Seite, der rechte Fuß ist leicht eingedreht. 5 Atemzüge

**10 – daśa Ausatmen**
Drehe dich auf die andere Seite, Arme bleiben gestreckt, der rechte Fuß zeigt nach vorne, der linke Fuß ist leicht eingedreht. 5 Atemzüge
**Ausatmen:** Bringe die Hände schulterbreit neben dem Fuß zum Boden.

**Die Armbalancen sind fortgeschrittene Übungen! Wir haben sie der Vollständigkeit halber mit aufgeführt.
Übe diese Armbalance bitte nur allein, wenn du sie sicher ausführen kannst. Alternativ nutze den Übergang wie auf Seite 89.**

11

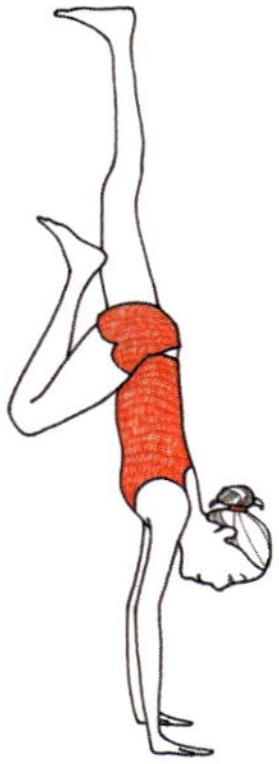

ekādaśa
Einatmen
nāsāgrai

12

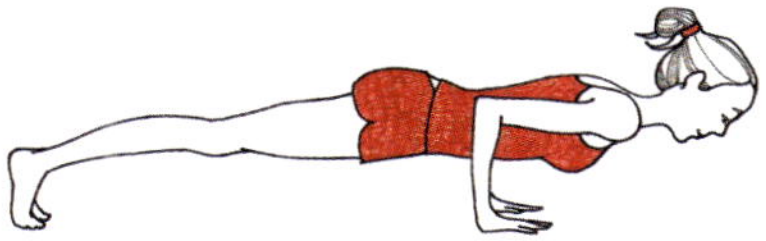

dvādaśa
Ausatmen
nāsāgrai

13

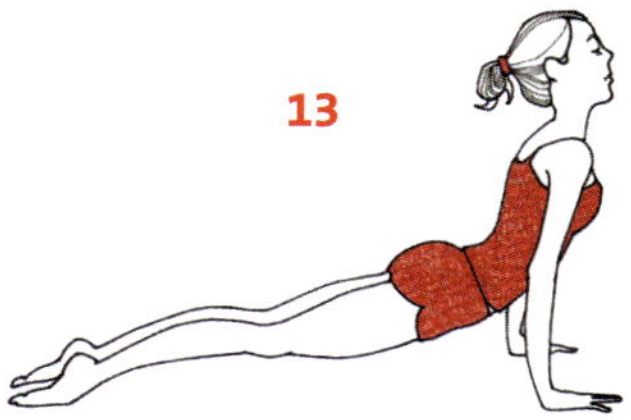

trayodaśa
Einatmen
bhrūmadhya

14

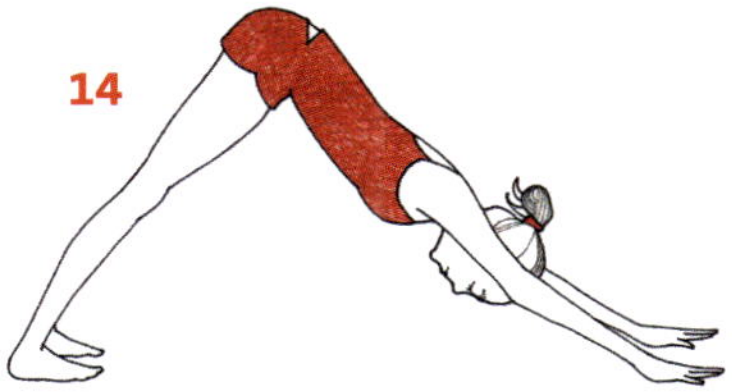

caturdaśa
Ausatmen
nābhi cakra

**11 – ekādaśa Einatmen**
Presse die Hände in den Boden bis du eine Aktivierung der Körpermitte spürst. Springe in die Armbalance, strecke das rechte Bein und winkle das linke Bein an.

**12 – dvādaśa Ausatmen**
Lande in caturaṅga daṇḍāsana.

**13– trayodaśa Einatmen**
Schiebe den Brustkorb nach vorne und oben in den nach oben schauenden Hund, öffne den Brustkorb.

**14 – caturdaśa Ausatmen**
Schiebe die Hüfte nach hinten und oben in den nach unten schauenden Hund, der Rücken ist gestreckt.

# Abschlusssequenz

**Je nach Körperproportionen sind deine Arme vielleicht leicht gebeugt oder gestreckt. Entweder hast du kurze Käferarme und -beine oder lange Spinnengliedmaßen. Die Körperproportionen bestimmen die Ausführung in daṇḍāsana. Die Aufrichtung erfolgt jedoch aus der Körpermitte heraus und nicht von den Armen aus.**

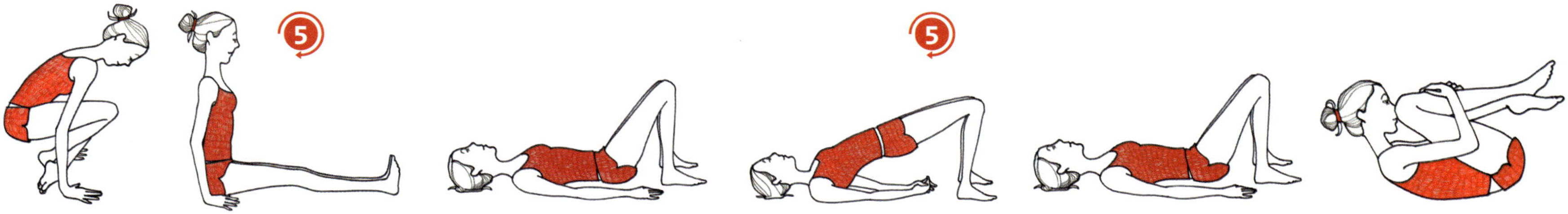


1 Einatmen

2 Ausatmen/Einatmen

3 Ausatmen

4 Einatmen

5 Ausatmen

6 Einatmen/Ausatmen

Für Einsteiger ist es in der Regel sinnvoll, die reguläre Abschlusssequenz zu verkürzen bzw. zu modifizieren. Die vorliegende Abschlusssequenz ist eine bewährte Möglichkeit, die Ashtanga Yogapraxis zu beenden. Daher findest du hier keine Sanskritzahlen wie im »Vinyasa Count«. Die Abschlusssequenz erfordert ein gutes Körpergefühl, Kraft und Flexibilität, um sie sicher auszuführen und Nutzen daraus ziehen zu können.

**1 Einatmen**

Springe aus dem nach unten schauenden Hund mit gekreuzten Beinen durch beide Arme ins Sitzen.

**2 daṇḍāsana Ausatmen/Einatmen**

Lasse den Po kontrolliert auf den Boden absinken und strecke die Beine geschlossen aus. Setze dich aufrecht hin. Die Hände sind rechts und links neben dem Körper platziert und haben einen guten Kontakt zum Boden. 5 Atemzüge

**3 Ausatmen**

Lege dich auf den Rücken, stelle die Füße hüftbreit auf, die Handflächen liegen auf der Matte.

**4 Schulterbrücke Einatmen**

Hebe das Becken nach oben, presse die Füße in den Boden und aktiviere deine Körpermitte. Bist du mit dem Becken oben angekommen, falte die Hände unter deinem Rücken. Wandere dann mit den Schulterblättern nach innen und presse Arme und Hände in den Boden. 5 Atemzüge

**5 Ausatmen**

Mit der Ausatmung löse die Hände und rolle dich Wirbel für Wirbel nach unten ab, bis du den unteren Rücken auf der Matte spürst. Die Handflächen liegen wieder seitlich auf der Matte neben deinem Körper.

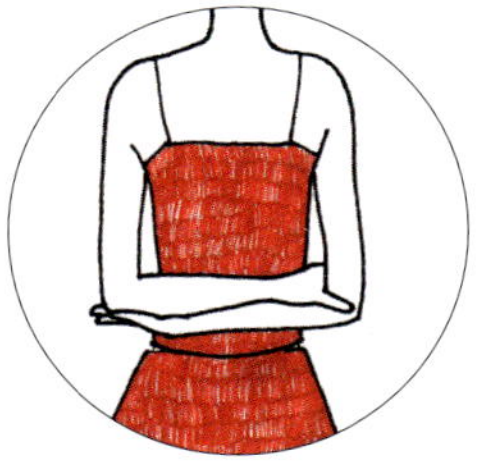

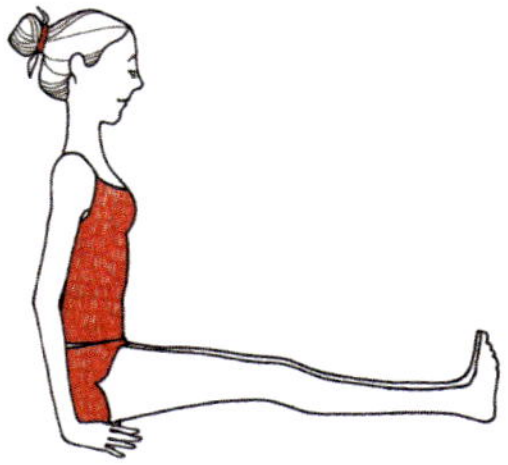

7
Einatmen

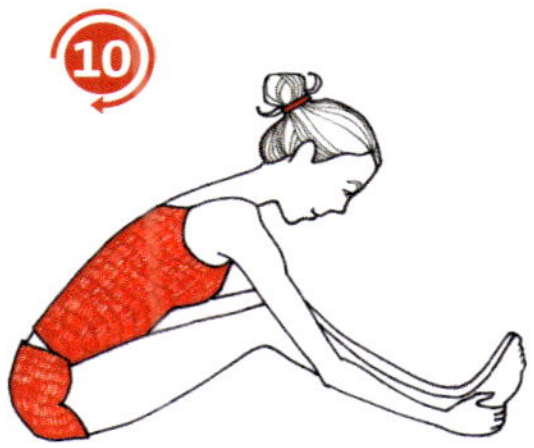


8
Ausatmen

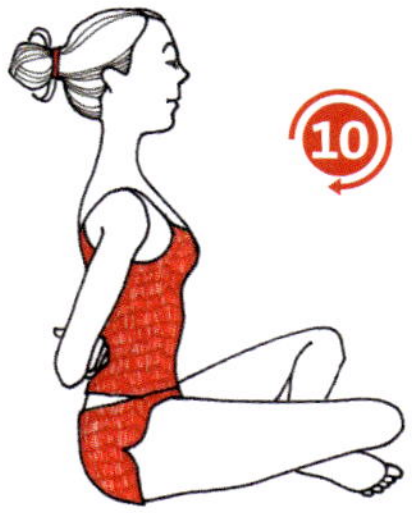


9
Einatmen

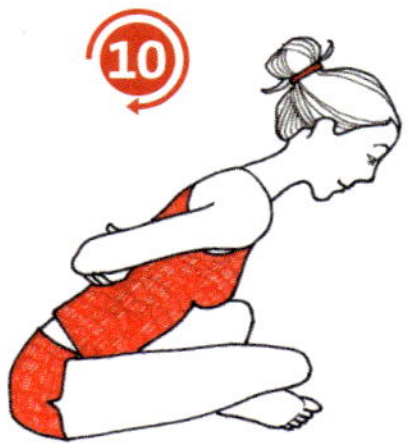


10
Ausatmen

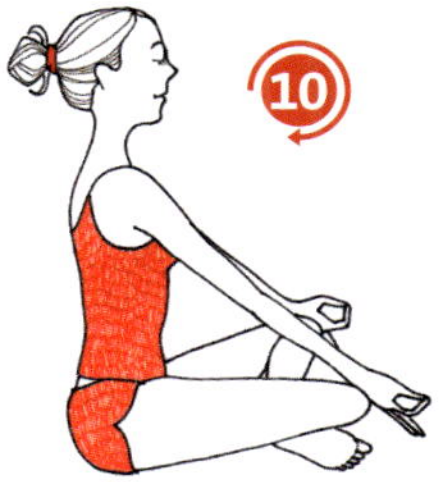


11
Einatmen

**6 Einatmen/Ausatmen**
Rolle dich sanft auf dem Rücken hin und her, indem du deine Knie mit den Händen umfasst und dein Kinn Richtung Knie führst.
Führe Schritt 4, 5 und 6 insgesamt 3x aus.

**7 daṇḍāsana Einatmen**
Setze dich auf, indem du dich auf die rechte Seite rollst und den Oberkörper über die Seite aufrichtest. Setze dich aufrecht hin. Strecke die Beine aus und schließe sie. Die Hände sind rechts und links neben dem Körper platziert und pressen in den Boden.

**8 paścimottānāsana Ausatmen**
Beuge dich aus dem Becken nach vorne. Der Rücken ist dabei gerade. Die Hände werden entweder auf den Schienbeinen oder an die Fußaußenseiten platziert. Die Knie sind leicht gebeugt. 10 Atemzüge

**9 baddha padmāsana Einatmen**
Löse die Vorbeuge auf und kreuze die Beine. Schiebe die Sitzbeinhöcker in den Boden und richte dich aus dem Becken mit geradem Rücken auf. Greife die Ellenbogen hinter dem Rücken. 10 Atemzüge

**10 yoga mudrā Ausatmen**
Beuge dich mit dem Oberkörper nach vorne über die gekreuzten Beine. 10 Atemzüge

**11 padmāsana Einatmen**
Richte dich mit geradem Rücken auf. Strecke die Arme und platziere die Hände je nach Körperproportion rechts und links auf den Knien oder den Oberschenkeln. Daumen und Zeigefinger berühren sich. Schließe die Augen. 10 Atemzüge

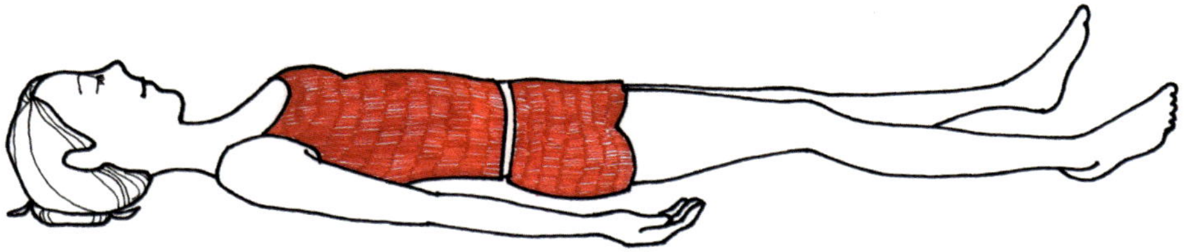

Ruheposition
natürlicher Atemfluss

Ziehe dir gerne etwas über und decke dich zu, um nicht auszukühlen. Lege dich auf den Rücken, die Fußspitzen fallen nach außen und die Handflächen zeigen nach oben, schließe die Augen und komme zu deiner natürlichen Atmung zurück. Entspanne deinen Körper, lass dein Gewicht in den Boden sinken. Mit jedem weiteren Atemzug entspanne deine komplette Muskulatur. Entspanne deine Fußsohlen, deine Beine, dein Becken und deine Hüften. Entspanne deinen Bauch, deinen Brustkorb und deinen Rücken. Lass deine Schulterblätter in den Boden sinken. Entspanne deine Arme, deine Handgelenke und deine Handflächen. Lass deine Gesichtsmuskulatur ganz weich werden. Gönne dir 10 Minuten in völliger Ruhe und Entspannung, damit die Yogapraxis sich vollkommen in deinem Körper und Geist entfalten kann.

# 8 Üben mit Variationen

## Üben mit Variationen

Wann sollte mit Variationen geübt werden? Wenn zum Beispiel eine Verletzung oder Überlastung an der Schulter, am Rücken oder an den Handgelenken vorliegt, sind die Variationen der Sonnengrüße nützlich, insbesondere Variation I. Auch bei Schwangerschaft und der Zeit nach der Geburt sowie Erschöpfungszuständen sind Variationen sinnvoll. Vielleicht auch bei einem unerfüllten Kinderwunsch (das gilt für Frauen, die über einen längeren Zeitraum (ab 12 Monaten) bei einer regulären Ashtanga Praxis nicht schwanger werden). Das Spezifische an diesen Variationen ist, dass fast immer eine Möglichkeit gefunden werden kann, Ashtanga Yoga zu üben. Wenn allerdings Variationen bewertet, sie abgewertet werden, dann können sie nicht funktionieren.

In seltenen Fällen kann auch das Üben der Variationen eine Herausforderung sein.

Wenn der Fall eintreten sollte, dann kann geschaut werden, ob es an einer nicht optimalen Umsetzung liegt oder physische Gründe vorliegen.

Regelmäßiges Yoga üben ist eine Reise und wie bei anderen Reisen auch, können während des Praktizierens intensive Momente erlebt werden, die auch wieder vergehen. Der Körper wird gedehnt und strukturiert sich wieder in seine ursprüngliche Form zurück. Als Einsteiger kann es vorkommen, dass die körperliche Aktivität ungewohnt ist und befremdlich wirkt. Zu Beginn ist es möglich, dass es unter Umständen zu einer leichten Forderung der Handgelenke kommen kann, da die Muskulatur noch aufgebaut werden muss. Daher ist es wertvoll, Kraft über die Dauer aufzubauen und kurze Sequenzen zu üben. Die Variationen unterstützen diese Phase. Gewöhnung tritt durch die Regelmäßigkeit ein und der eigene Körper wird differenzierter wahrgenommen, so dass ein »Ziehen« detaillierter eingeschätzt werden kann. Ein eigenes Körperwissen ist vorhanden, so dass ganz klar unterschieden werden kann, wann eine Dehnung zu intensiv ist und eine Variation den Körper eine Weile unterstützt.

Nimm dir die Variationen, die JETZT in diesem Moment helfen, eine regelmäßig Yogapraxis aufrecht zu erhalten, aber erlaube dir, wenn schon über einen längerem Zeitraum geübt wird, mit den Extraatemzügen zu spielen. Halte den Fokus darauf, wo die Luft zwischendurch in den Übungen angehalten wird. Meist helfen die Extraatemzüge genau da. Die Atmung wird dadurch leichter und fließender. Der Vorteil ist, dass mit der eigenen Energie gut umgegangen wird. Die Bewegungsabfolgen werden weicher und sinnlicher. Die Erfahrung der Leichtigkeit in der Atmung kann wunderbar in eine reguläre Yogapraxis übertragen werden und nicht nur auf die einzelne Bewegung, in der die Atmung zuvor stockte. Es geht nichts verloren, sondern eine neue Erfahrung gewonnen. Vielleicht ist es genau die, die dir einen wahren Zugang in die für dich gewinnbringende Yogapraxis gibt.

# 9 Die Variationen

## sūrya namaskāra A + B und die Standpositionen

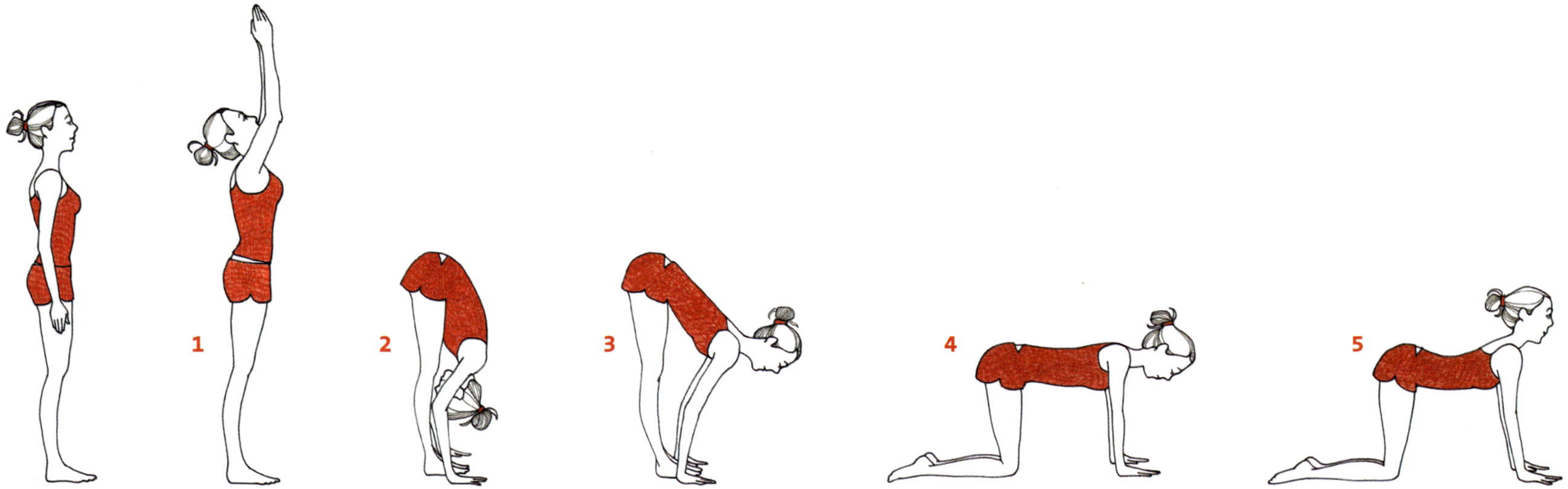


| samasthitiḥ | ekam | dve | trīṇi | catvāri | pañca |
|---|---|---|---|---|---|
| | Einatmen | Ausatmen | Einatmen | Ausatmen | Einatmen |
| Nase | Daumen | Nase | Drittes Auge | Nase | Drittes Auge |

**samasthitiḥ**
Stehe aufrecht, die Füße sind geschlossen und die Zehen entspannt.

**1 – ekam Einatmen**
Strecke die Arme nach oben, bringe die Handflächen zusammen, hebe den Blick.

**2 – dve Ausatmen**
Beuge dich nach vorne, die Beine sind dabei leicht gebeugt, lege die Handflächen vor den Füßen auf den Boden.

**3 – trīṇi Einatmen**
Strecke die Arme, hebe das Brustbein und richte den Blick nach vorne.

**4 – catvāri Ausatmen**
Vierfüßlerstand: Komme auf die Knie, die Knie sind unterhalb des Beckens, die Handgelenke sind parallel zu den Schultergelenken.

**5 – pañca Einatmen**
Strecke die Wirbelsäule, komme in eine leichte Rückwärtsbeuge, die Bauchdecke bleibt stabil.

**Ist es dir vielleicht gar nicht möglich im nach unten schauenden Hund die Beine, wie auf dem Bild, zu strecken? Ist es vielleicht anstrengend und unangenehm? Dann erlaube dir unbedingt, deine Beine zu beugen. Deine Oberschenkelmuskulatur braucht Zeit, um sich langsam zu dehnen.**

6

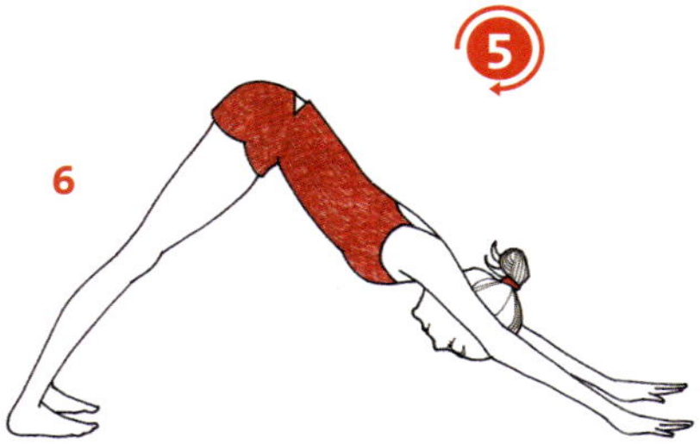

ṣaṭ
Ausatmen
Nabel

7

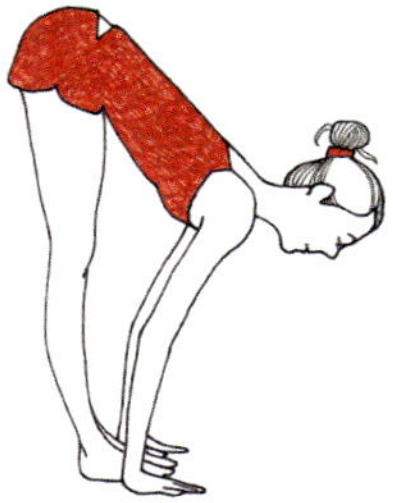

sapta
Einatmen
Drittes Auge

8

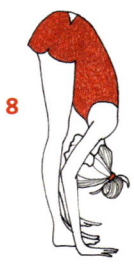

aṣṭau
Ausatmen
Nase

9

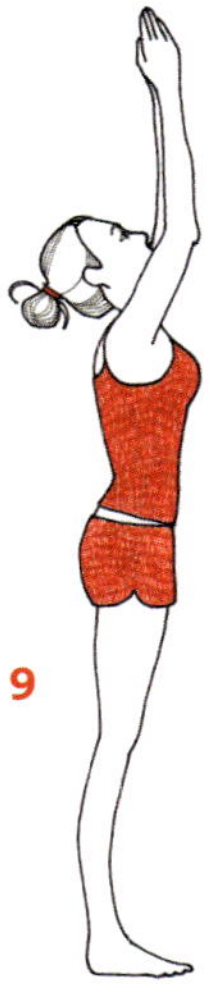

nava
Einatmen
Daumen

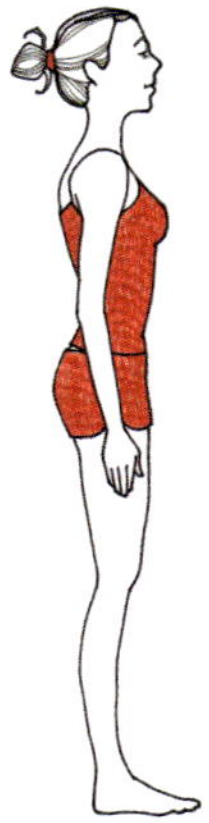

samasthitiḥ

Nase

**6 – ṣaṭ Ausatmen**
Schiebe die Hüfte nach hinten und oben in den nach unten schauenden Hund, der Rücken ist gestreckt.
5 Atemzüge

**7 – sapta Einatmen**
Gehe mit den Füßen nach vorne zwischen die Hände, Hände bleiben flach auf dem Boden, hebe den Blick. Für viele Übende ist es in diesem Schritt nicht möglich, die Füße zwischen die Handgelenke zu setzen. Als Alternative bringe deine Füße geschlossen vor die Handgelenke.

**8 – aṣṭau Ausatmen**
Beuge dich nach vorne, die Beine sind leicht gebeugt, die Handflächen liegen auf dem Boden, der Kopf sinkt.

**9 – nava Einatmen**
Richte dich mit langem Rücken auf, bringe die Arme seitlich nach oben, bringe die Handflächen zusammen, hebe den Blick.

**samasthitiḥ**
Stehe aufrecht, die Füße sind geschlossen und die Zehen entspannt.

# sūrya namaskāra A | Sonnengruß A

## Variation II

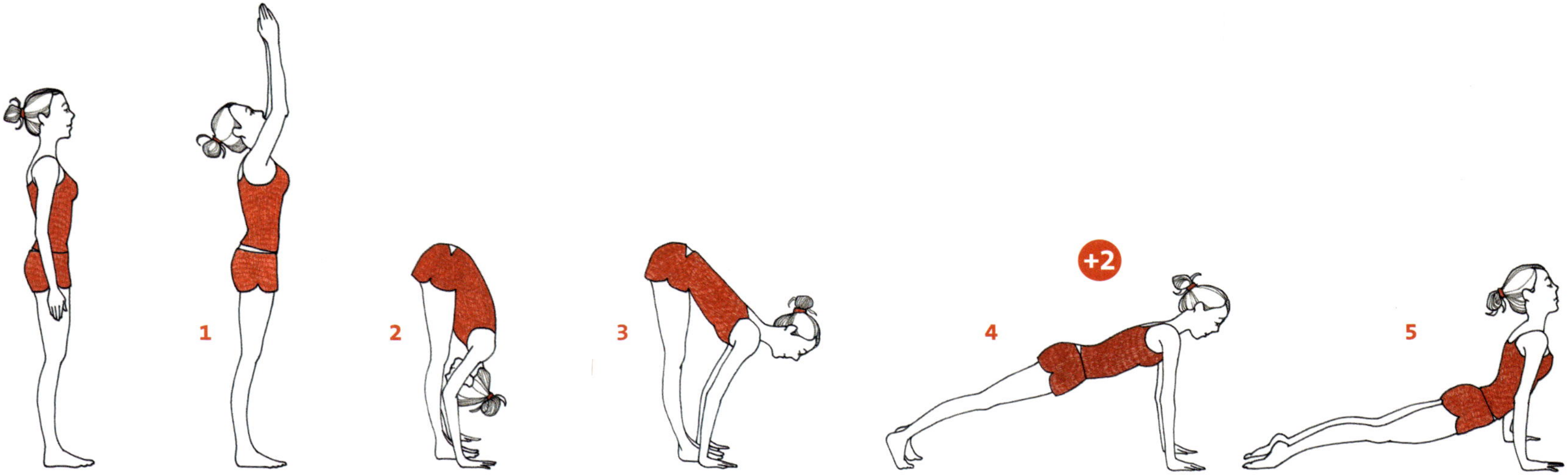


| samasthitiḥ | ekam | dve | trīṇi | catvāri | pañca |
|---|---|---|---|---|---|
| | Einatmen | Ausatmen | Einatmen | Ausatmen | Einatmen |
| Nase | Daumen | Nase | Drittes Auge | Nase | Drittes Auge |

**samasthitiḥ**
Stehe aufrecht, die Füße sind geschlossen und die Zehen entspannt.

**1 – ekam Einatmen**
Strecke die Arme nach oben, bringe die Handflächen zusammen, hebe den Blick.

**2 – dve Ausatmen**
Beuge dich nach vorne, die Beine sind dabei leicht gebeugt, lege die Handflächen vor den Füßen auf den Boden.

**3 – trīṇi Einatmen**
Strecke die Arme, hebe das Brustbein und richte den Blick nach vorne.

**4 – catvāri Ausatmen**
Gehe einen weiten Schritt nach hinten in die schiefe Ebene, die Hände pressen in den Boden, die Arme sind gestreckt, die Handgelenke unterhalb der Schultern, der Unterbauch ist aktiviert, bewege das Schambein zum Bauchnabel, setze die Zehen auf, die Beine sind aktiv und gestreckt.

**Extra-Atemzüge**
**Einatmen:** Brett halten, lasse deine Arme gestreckt.
**Ausatmen:** Stabilisiere nochmal das Brett.

**5 – pañca Einatmen**
Lege die Füße auf die Fußrücken um, lasse das Becken Richtung Boden sinken, ziehe den Bauch leicht ein, presse dich über die Hände in den nach oben schauenden Hund.

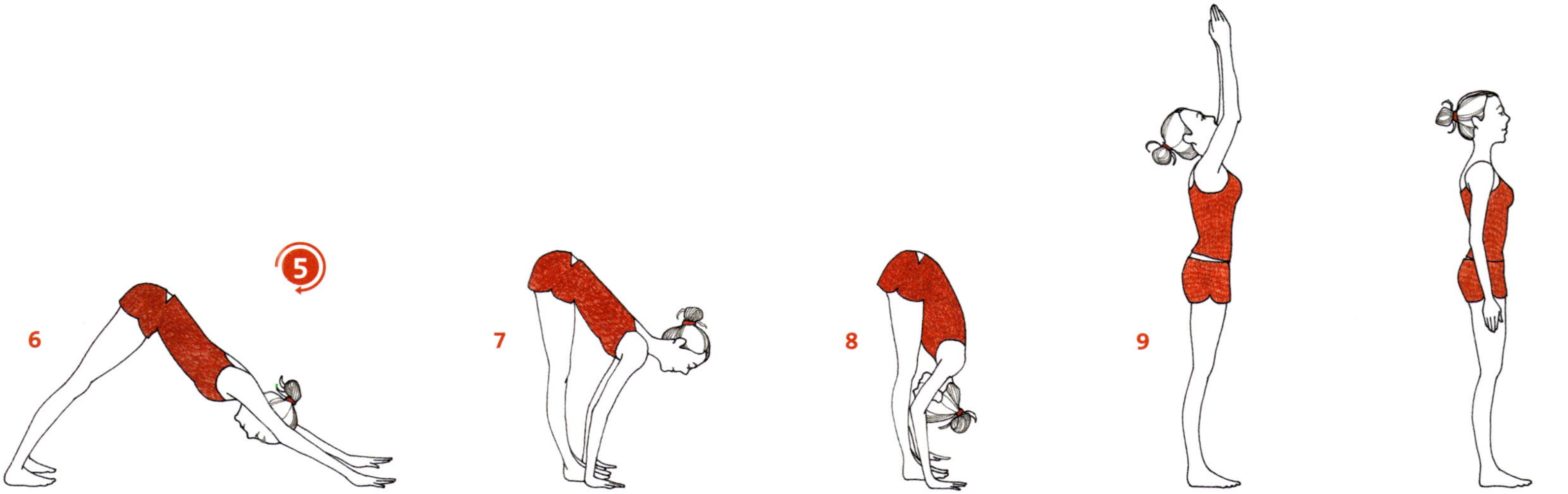


șaț
Ausatmen
Nabel

sapta
Einatmen
Drittes Auge

aștau
Ausatmen
Nase

nava
Einatmen
Daumen

samasthitiḥ

Nase

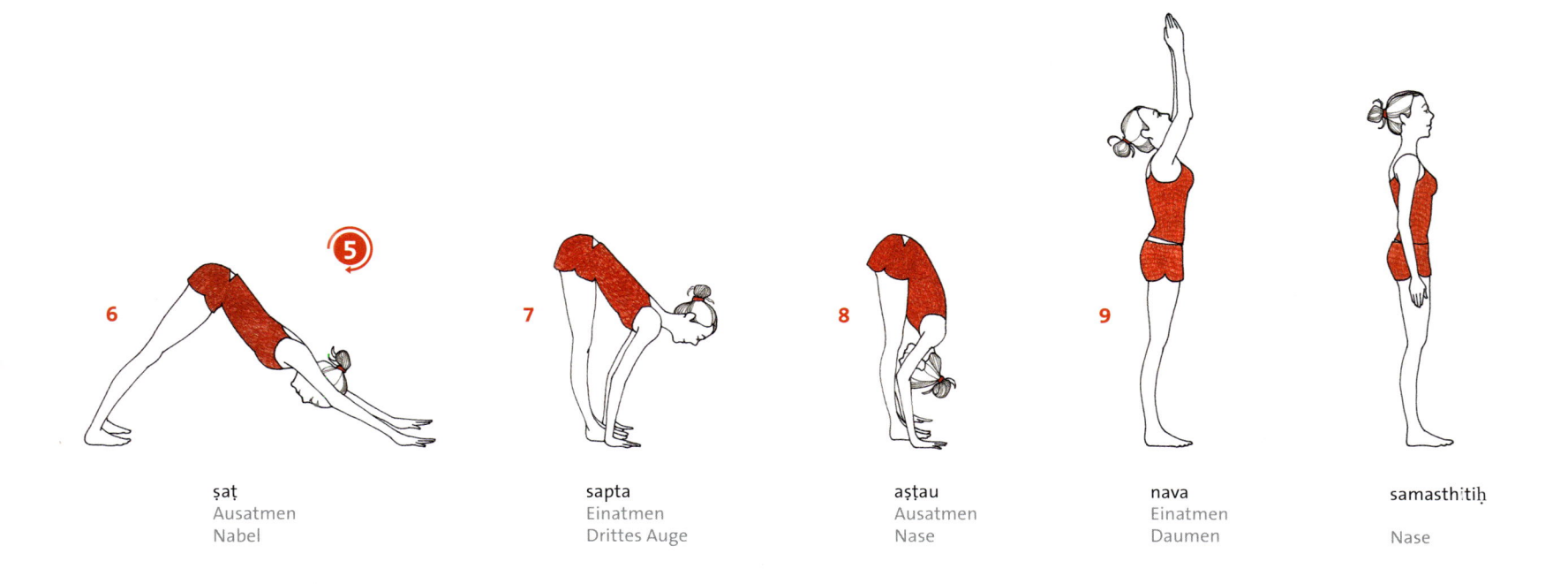

**6 – șaț Ausatmen**
Schiebe die Hüfte nach hinten und oben in den nach unten schauenden Hund, der Rücken ist gestreckt.
5 Atemzüge

**7 – sapta Einatmen**
Gehe mit den Füßen nach vorne zwischen die Hände, die Hände bleiben flach auf dem Boden, hebe den Blick.

**8 – aștau Ausatmen**
Beuge dich nach vorne, die Beine sind leicht gebeugt, die Handflächen liegen auf dem Boden, der Kopf sinkt.

**9 – nava Einatmen**
Richte dich mit langem Rücken auf, bringe die Arme seitlich nach oben, bringe die Handflächen zusammen, hebe den Blick.

**samasthitiḥ**
Stehe aufrecht, die Füße sind geschlossen und die Zehen entspannt.

# sūrya namaskāra B | Sonnengruß B

## Variation I

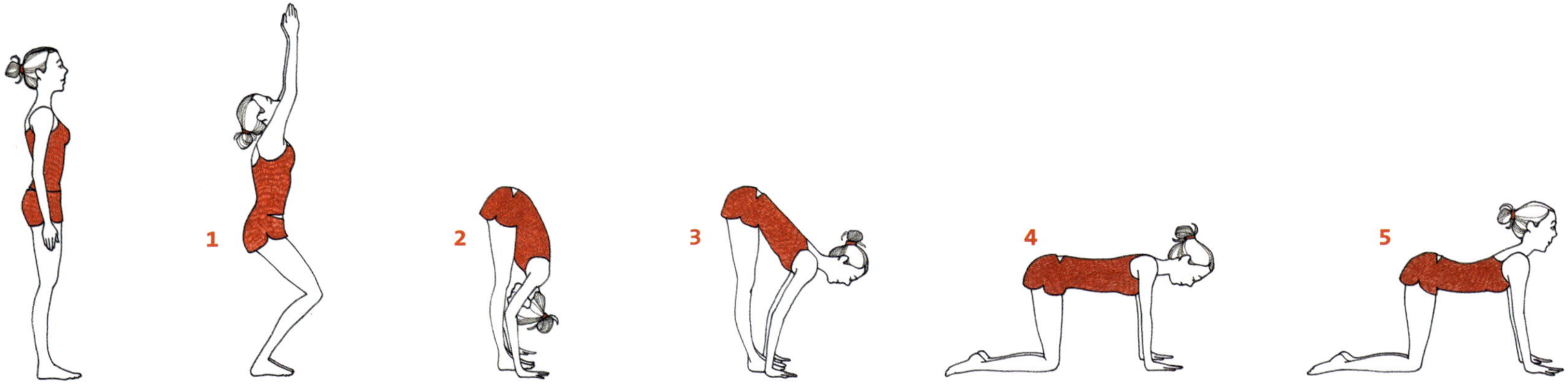


samasthitiḥ
Nase

ekam
Einatmen
Daumen

dve
Ausatmen
Nase

trīṇi
Einatmen
Drittes Auge

catvāri
Ausatmen
Nase

pañca
Einatmen
Drittes Auge

**samasthitiḥ**
Stehe aufrecht, die Füße sind geschlossen und die Zehen entspannt.

**1 – ekam Einatmen**
Beuge die Knie, strecke die Arme nach oben, bringe die Handflächen zusammen, hebe den Blick.

**2 – dve Ausatmen**
Beuge dich nach vorne, die Beine sind leicht gestreckt, lege die Handflächen vor den Füßen auf den Boden.

**3 – trīṇi Einatmen**
Strecke die Arme, hebe das Brustbein und richte den Blick nach vorne.

**4 – catvāri Ausatmen**
Vierfüßlerstand: Komme auf die Knie, die Knie sind unterhalb des Beckens, die Handgelenke sind parallel zu den Schultergelenken.

**5 – pañca Einatmen**
Strecke die Wirbelsäule, komme in eine leichte Rückwärtsbeuge, die Bauchdecke bleibt stabil.

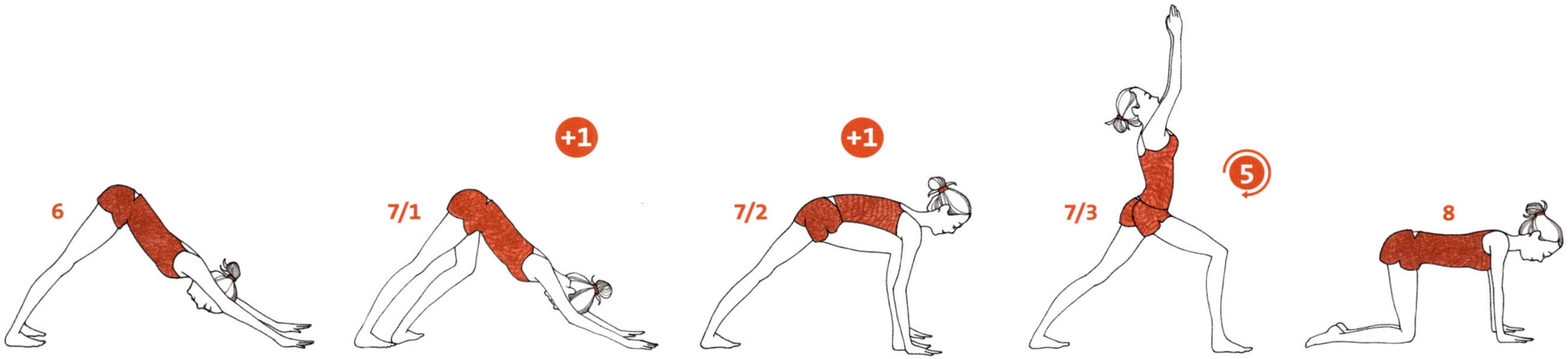
6
7/1
+1
7/2
+1
7/3
5
8
ṣaṭ
Ausatmen
Nabel
Einatmen
Ausatmen
sapta
Einatmen
Daumen
aṣṭau
Ausatmen
Nase

**6 – ṣaṭ Ausatmen**
Schiebe die Hüfte nach hinten und oben in den nach unten schauenden Hund, der Rücken ist gestreckt.

**7– sapta**
**Extra-Atemzüge**
**7/1 Einatmen:** Drehe den linken Fuß 45 Grad ein und setze ihn auf Höhe der rechten Fußwölbung flach auf den Boden.
**7/2 Ausatmen:** Setze den rechten Fuß hinter deinen Handgelenken auf, nur so weit es dir leicht fällt.

**7/3 Einatmen**
Das rechte Knie ist gebeugt, das linke Bein ist gestreckt, bringe deine Arme nach oben, der Oberkörper ist senkrecht, die Handflächen berühren sich.
5 Atemzüge

**8 – aṣṭau Ausatmen**
Vierfüßlerstand: Komme auf die Knie, die Knie sind unterhalb des Beckens, Handgelenke sind parallel zu den Schultergelenken.

# sūrya namaskāra B | Sonnengruß B

## Variation I

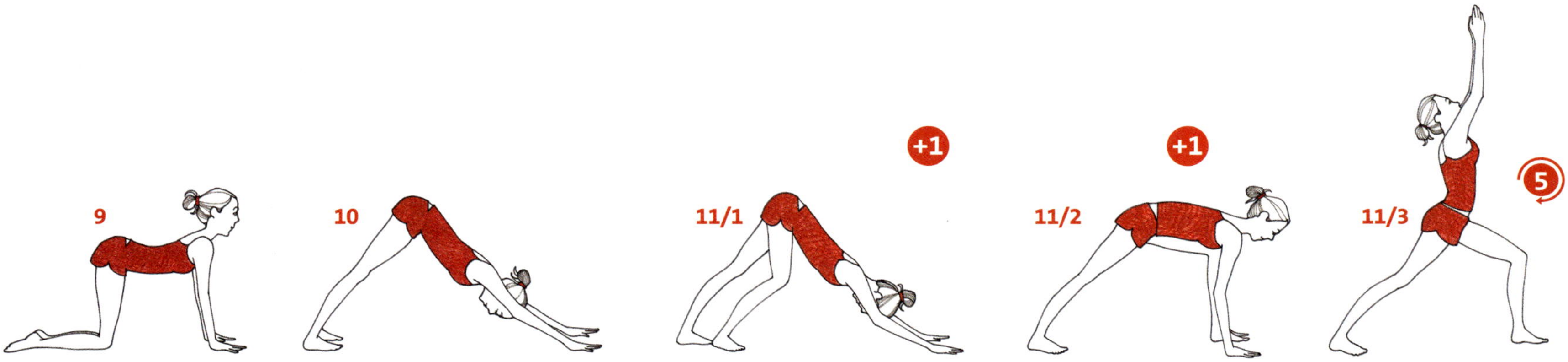


nava
Einatmen
Drittes Auge

daśa
Ausatmen
Nabel

Einatmen

Ausatmen

ekādaśa
Einatmen
Daumen

**9 – nava Einatmen**
Strecke die Wirbelsäule, komme in eine leichte Rückwärtsbeuge, die Bauchdecke bleibt stabil.

**10 – daśa Ausatmen**
Schiebe die Hüfte nach hinten und oben in den nach unten schauenden Hund, der Rücken ist gestreckt.

**11 – ekādaśa**
**Extra-Atemzüge**
**11/1 Einatmen:** Drehe den rechten Fuß 45 Grad ein und setze ihn auf Höhe der linken Fußwölbung flach auf den Boden.
**11/2 Ausatmen:** Setze den linken Fuß hinter deinen Handgelenken auf, nur so weit es dir leicht fällt.

**11/3 Einatmen**
Das linke Knie ist gebeugt, das rechte Bein ist gestreckt, bringe deine Arme nach oben, der Oberkörper ist senkrecht, die Handflächen berühren sich.
5 Atemzüge

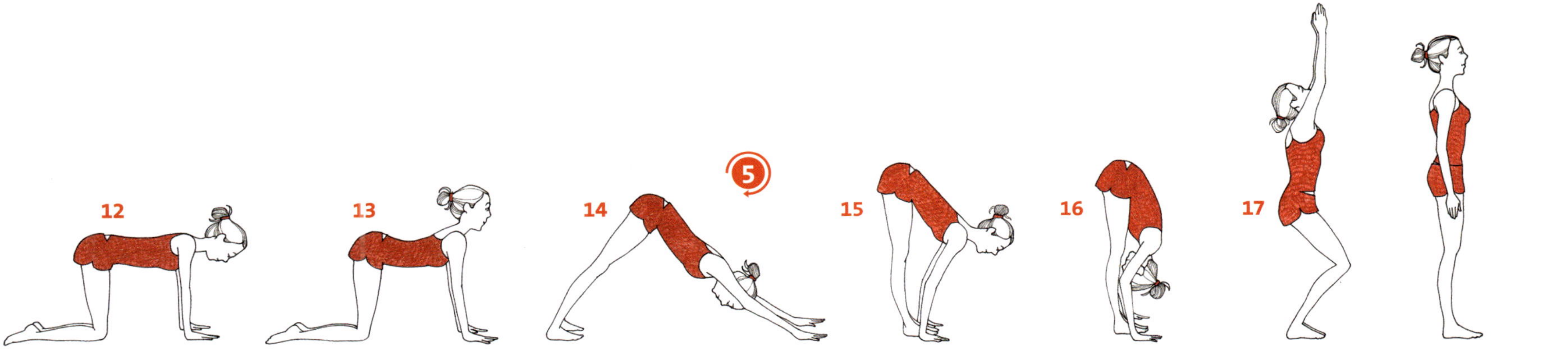


dvādaśa
Ausatmen
Nase

trayodaśa
Einatmen
Drittes Auge

caturdaśa
Ausatmen
Nabel

pañcadaśa
Einatmen
Drittes Auge

ṣoḍaśa
Ausatmen
Nase

saptadaśa
Einatmen
Daumen

samasthitiḥ
Nase

**12 – dvādaśa Ausatmen**
Vierfüßlerstand: Komme auf die Knie, die Knie sind unterhalb des Beckens, Handgelenke sind parallel zu den Schultergelenken.

**13– trayodaśa Einatmen**
Strecke die Wirbelsäule, komme in eine leichte Rückwärtsbeuge, die Bauchdecke bleibt stabil.

**14 – caturdaśa Ausatmen**
Schiebe die Hüfte nach hinten und oben in den nach unten schauenden Hund, der Rücken ist gestreckt.
5 Atemzüge

**15 – pañcadaśa Einatmen**
Gehe mit den Füßen nach vorne zwischen die Hände, Hände bleiben flach auf dem Boden, hebe den Blick.

**16 – ṣoḍaśa Ausatmen**
Beuge dich nach vorne, die Beine sind leicht gebeugt, Handflächen auf dem Boden.

**17 – saptadaśa Einatmen**
Beuge die Knie, strecke die Arme nach oben, bringe die Handflächen zusammen, hebe den Blick.

**samasthitiḥ**
Stehe aufrecht, die Füße sind geschlossen und die Zehen entspannt.

# sūrya namaskāra B | Sonnengruß B

Variation II

samasthitiḥ
Nase

ekam
Einatmen
Daumen

dve
Ausatmen
Nase

trīṇi
Einatmen
Drittes Auge

catvāri
Ausatmen
Nase

pañca
Einatmen
Drittes Auge

**samasthitiḥ**
Stehe aufrecht, die Füße sind geschlossen und die Zehen entspannt.

**1 – ekam Einatmen**
Beuge die Knie, strecke die Arme nach oben, bringe die Handflächen zusammen, hebe den Blick.

**2 – dve Ausatmen**
Beuge dich nach vorne, die Beine sind dabei leicht gebeugt, lege die Handflächen vor den Füßen auf den Boden.

**3 – trīṇi Einatmen**
Strecke die Arme, hebe das Brustbein und richte den Blick nach vorne.

**4 – catvāri Ausatmen**
Gehe einen weiten Schritt nach hinten in die schiefe Ebene, die Hände pressen in den Boden, die Arme sind gestreckt, die Handgelenke unterhalb der Schultern, der Unterbauch ist aktiviert, bewege das Schambein zum Bauchnabel, setze die Zehen auf, die Beine sind aktiv und gestreckt.

**Extra-Atemzüge**
**Einatmen:** Halte das Brett, lasse deine Arme gestreckt.
**Ausatmen:** Stabilisiere nochmal das Brett.

**5 – pañca Einatmen**
Lege die Füße auf die Fußrücken um, lasse das Becken Richtung Boden sinken, ziehe den Bauch leicht ein, presse dich über die Hände in den nach oben schauenenden Hund.

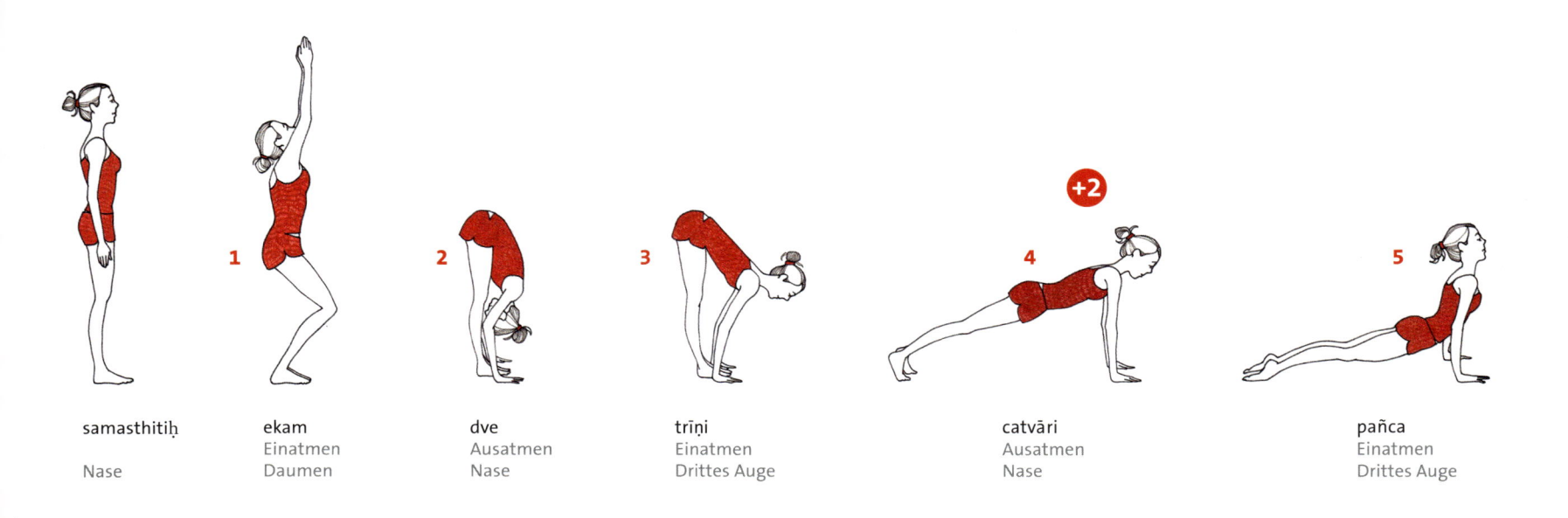

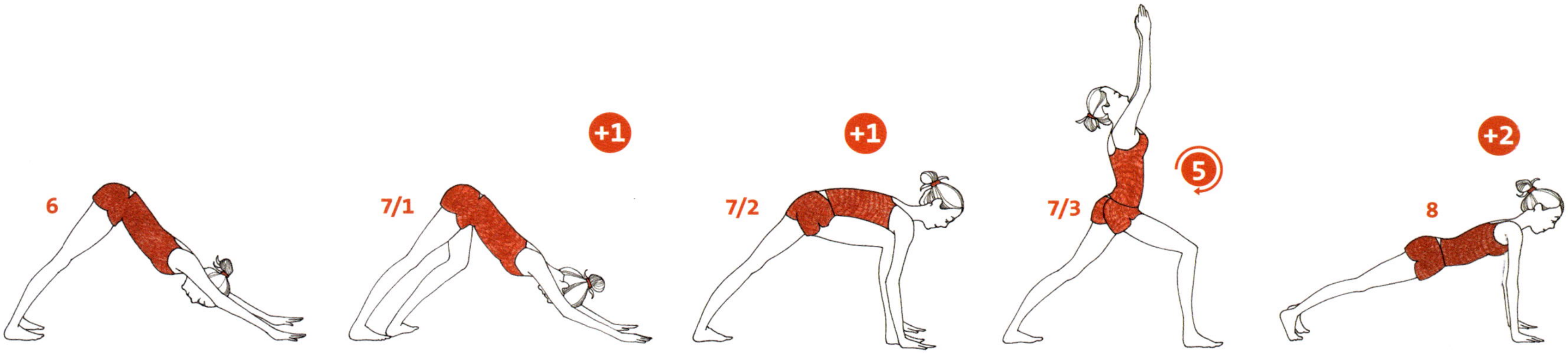


ṣaṭ
Ausatmen
Nabel

Einatmen

Ausatmen

sapta
Einatmen
Daumen

aṣṭau
Ausatmen
Nase

**6 – ṣaṭ Ausatmen**
Schiebe die Hüfte nach hinten und oben in den nach unten schauenden Hund, der Rücken ist gestreckt.

**7 – sapta**
**Extra-Atemzug**
**7/1 Einatmen:** Drehe den linken Fuß 45 Grad ein und setze ihn auf Höhe der rechten Fußwölbung flach auf den Boden.
**7/2 Ausatmen:** Setze den rechten Fuß hinter deinen Handgelenken auf.

**7/3 Einatmen**
Das rechte Knie ist gebeugt, das linke Bein ist gestreckt, strecke deine Arme nach oben, der Oberkörper ist senkrecht, die Handflächen berühren sich. 5 Atemzüge

**8 – aṣṭau Ausatmen**
Komme in die schiefe Ebene zurück, presse die Hände in den Boden, die Arme sind gestreckt, die Handgelenke unterhalb der Schultern, der Unterbauch ist aktiviert, bewege das Schambein zum Bauchnabel, setze die Zehen auf, die Beine sind aktiv und gestreckt.
**Extra-Atemzüge**
**Einatmen:** Brett halten, lasse deine Arme gestreckt.
**Ausatmen:** Stabilisiere nochmal das Brett.

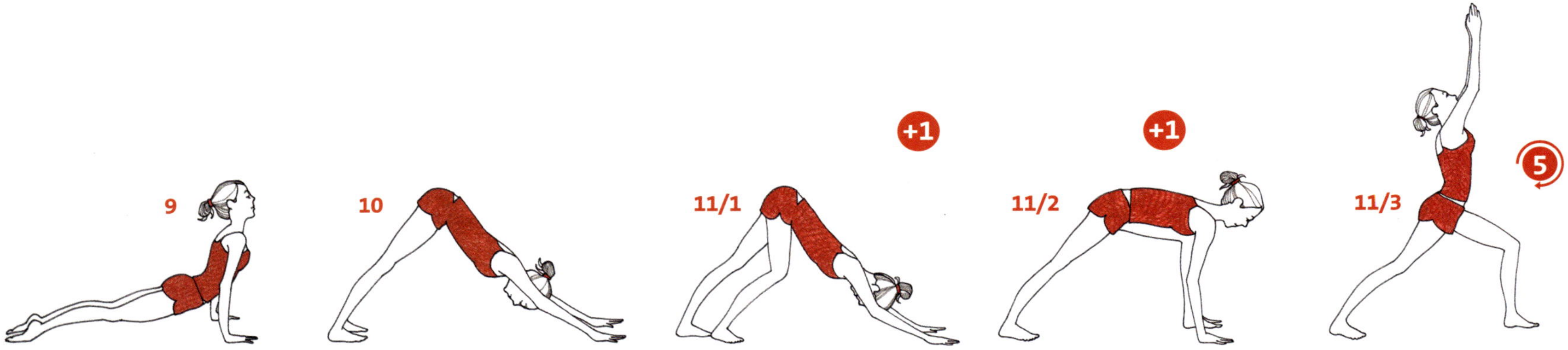


nava
Einatmen
Drittes Auge

daśa
Ausatmen
Nabel

Einatmen

Ausatmen

ekādaśa
Einatmen
Daumen

**9 – nava Einatmen**
Lege die Füße auf die Fußrücken um, lasse das Becken Richtung Boden sinken, ziehe den Bauch leicht ein, presse dich über die Hände in den nach oben schauenenden Hund

**10 – daśa Ausatmen**
Schiebe die Hüfte nach hinten und oben in den nach unten schauenden Hund, der Rücken ist gestreckt.

**11 – ekādaśa**
**Extra-Atemzüge**
**11/1 Einatmen:** Drehe den rechten Fuß 45 Grad ein und setze ihn auf Höhe der linken Fußwölbung flach auf den Boden.
**11/2 Ausatmen:** Setze den linken Fuß hinter deinen Handgelenken auf.

**11/3 Einatmen**
Das linke Knie ist gebeugt, das rechte Bein ist gestreckt, strecke deine Arme nach oben, der Oberkörper ist senkrecht, die Handflächen berühren sich. 5 Atemzüge

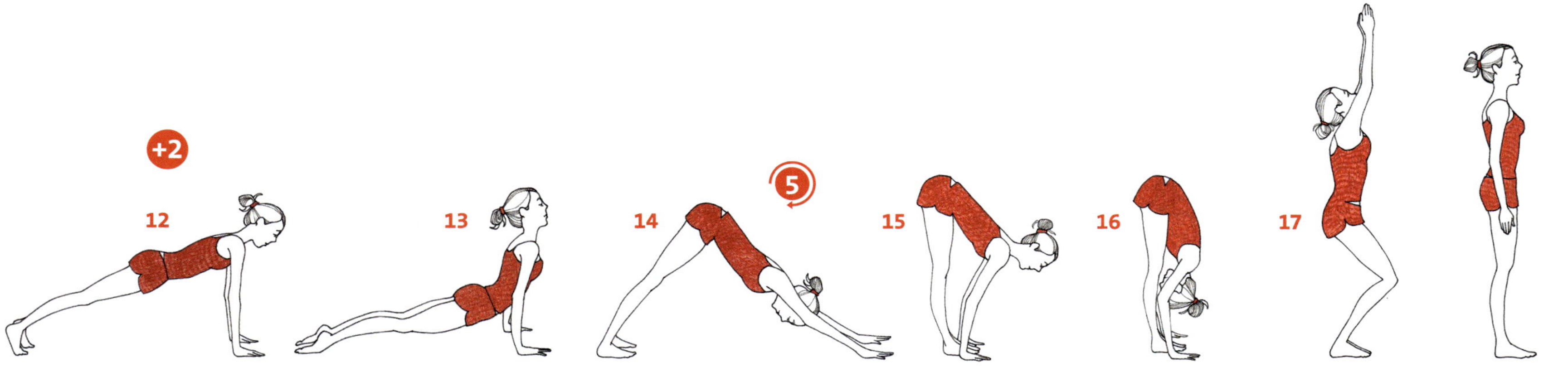
+2
12
13
5
14
15
16
17
dvādaśa
Ausatmen
Nase
trayodaśa
Einatmen
Drittes Auge
caturdaśa
Ausatmen
Nabel
pañcadaśa
Einatmen
Drittes Auge
ṣoḍaśa
Ausatmen
Nase
saptadaśa
Einatmen
Daumen
samasthitiḥ
Nase

**12 – dvādaśa Ausatmen**
Gehe einen weiten Schritt nach hinten in die schiefe Ebene, die Hände pressen in den Boden, Arme sind gestreckt, Handgelenke unterhalb der Schultern, Unterbauch aktiviert, Schambein zum Bauchnabel, setze die Zehen auf, Beine sind aktiv und gestreckt.

**Extra-Atemzüge**
**Einatmen:** Brett halten, lasse deine Arme gestreckt.
**Ausatmen:** Stabilisiere nochmal das Brett.

**13– trayodaśa Einatmen**
Lege die Füße auf die Fußrücken um, lasse das Becken Richtung Boden sinken, ziehe den Bauch leicht ein, presse dich über die Hände in den nach oben schauenenden Hund.

**14 – caturdaśa Ausatmen**
Schiebe die Hüfte nach hinten und oben in den nach unten schauenden Hund, der Rücken ist gestreckt.
5 Atemzüge

**15 – pañcadaśa Einatmen**
Gehe mit den Füßen nach vorne zwischen die Hände, Hände bleiben flach auf dem Boden, hebe den Blick.

**16 – ṣoḍaśa Ausatmen**
Beuge dich nach vorne, die Beine sind leicht gebeugt, Handflächen auf den Boden.

**17 – saptadaśa Einatmen**
Beuge die Knie, strecke die Arme nach oben, bringe die Handflächen zusammen, hebe den Blick.

**samasthitiḥ**
Stehe aufrecht, die Füße sind geschlossen und die Zehen entspannt.

# pādāṅguṣṭhāsana | Große-Zehenhaltung

Variation

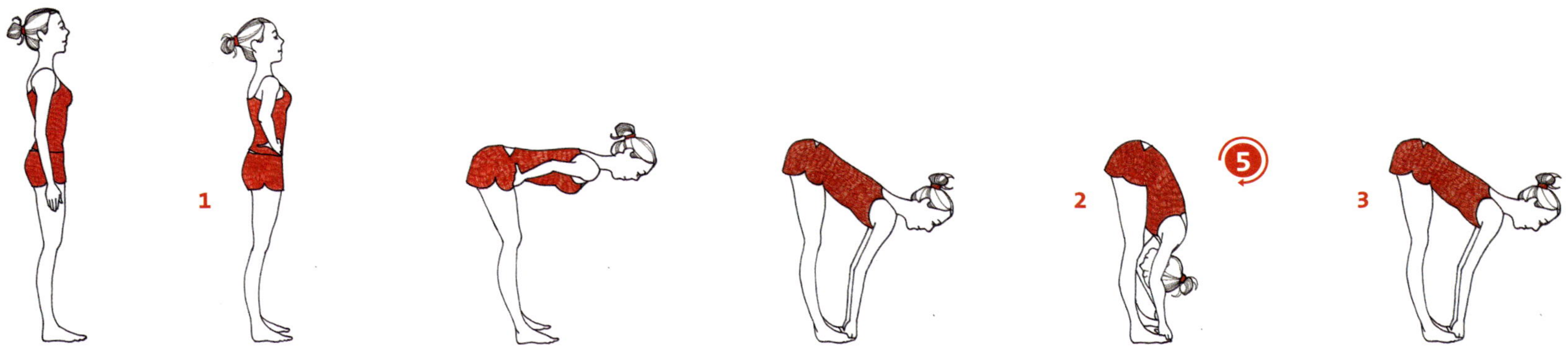


samasthitiḥ
Nase

ekam
Einatmen
Nase

Ausatmen

Einatmen
Drittes Auge

dve
Ausatmen
Nase

trīṇi
Einatmen/Ausatmen
Drittes Auge

**samasthitiḥ**
Stehe aufrecht, die Füße sind geschlossen und die Zehen entspannt.

**1 – ekam Einatmen**
**Einatmen:** Stelle die Füße hüftbreit auseinander und bringe die Hände zur Hüfte, so dass du mit den Fingerspitzen deine tiefe Bauchmuskulatur ganz bewusst wahrnimmst und aktivierst.

**Mehrere Atemphasen**
**Ausatmen:** Beuge dich mit geradem Oberkörper nach vorne.
**Einatmen:** Greife mit den Zeige- und Mittelfingern die großen Zehen, die Handrücken zeigen dabei nach außen. Beuge leicht die Knie. Richte den Blick nach vorne.

**2 – dve Ausatmen**
Beuge dich zu den Beinen, indem du die Bauchdecke Richtung Oberschenkel bewegst. Die Ellenbogen streben dabei nach außen, ziehe die Schultern von den Ohren weg. 5 Atemzüge

**3 – trīṇi Einatmen/Ausatmen**
**Einatmen:** Hebe den Oberkörper, strecke die Arme und richte den Blick nach vorne.
**Ausatmen:** Halte die Position.

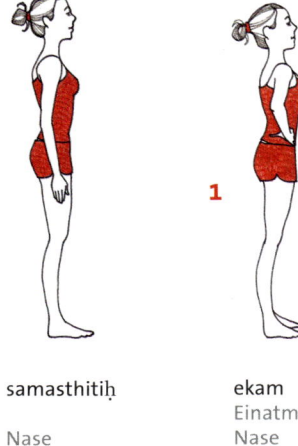

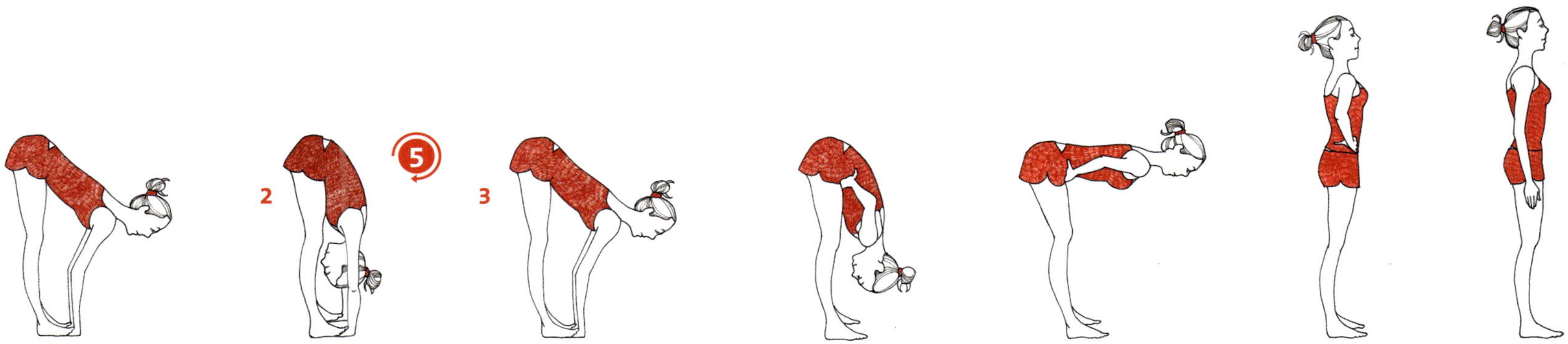


**1 – ekam Einatmen**
Lege die Handflächen unter die Fußsohlen, beuge dazu leicht die Knie.

**2 – dve Ausatmen**
Beuge dich zu den Beinen, indem du die Bauchdecke Richtung Oberschenkel bewegst. Ziehe die Schultern von den Ohren weg. 5 Atemzüge

**3 – trīṇi Einatmen**
Hebe den Oberkörper, strecke die Arme, richte den Blick nach vorne.

**Mehrere Atemphasen**
**Ausatmen:** Bringe die Hände an die Hüfte, so dass du mit den Fingerspitzen deine tiefe Bauchmuskulatur ganz bewusst wahrnimmst und aktivierst.
**Einatmen:** Richte dich mit geradem Rücken nach oben auf.

**samasthitiḥ**
Stehe aufrecht, die Füße sind geschlossen und die Zehen entspannt.

# trikoṇāsana A | Dreieckshaltung A

Variation I

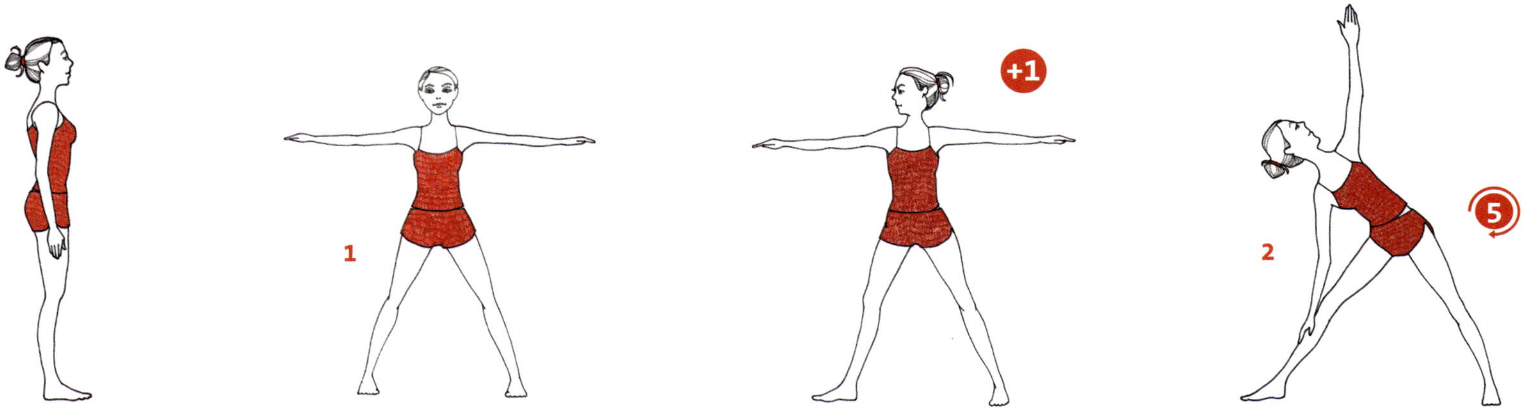


samasthitiḥ
Nase

ekam
Einatmen
Nase

Ausatmen/Einatmen
Fuß, Blick Richtung Boden

dve
Ausatmen
Hand

**samasthitiḥ**
Stehe aufrecht, die Füße sind geschlossen und die Zehen entspannt.

**1 – ekam Einatmen**
Gehe etwa eine Beinlänge nach rechts, die Füße sind parallel, die Arme sind seitlich ausgestreckt

**Extra-Atemzüge**
**Ausatmen:** Drehe den rechten Fuß 90 Grad nach außen, so dass der zweite Zeh nach vorne zeigt, den linken Fuß drehe leicht (circa 5 Grad) nach innen.
**Einatmen:** Strecke die Arme noch einmal in die Weite, spüre eine angenehme Körperspannung. Schaue zur Orientierung und Überprüfung der Fußstellung in Richtung Boden.

**2 – dve Ausatmen**
Kippe den Oberkörper aus der Hüfte seitlich nach rechts, lege die rechte Hand auf das rechte Schienbein (nach längerem Üben greife mit der rechten Hand deinen großen rechten Zeh), hebe den linken Arm senkrecht nach oben. 5 Atemzüge

3

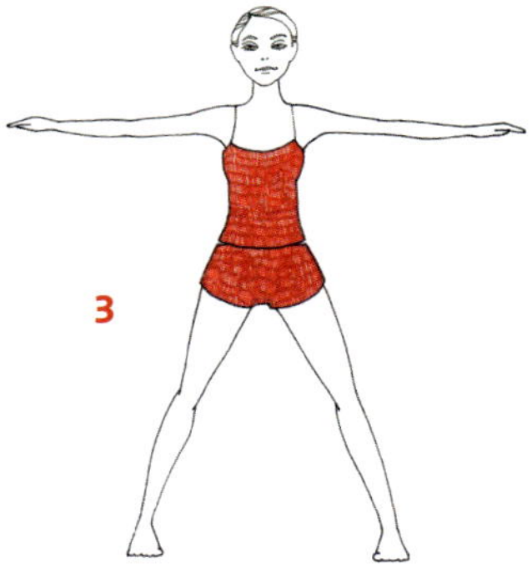

trīṇi
Einatmen
Nase

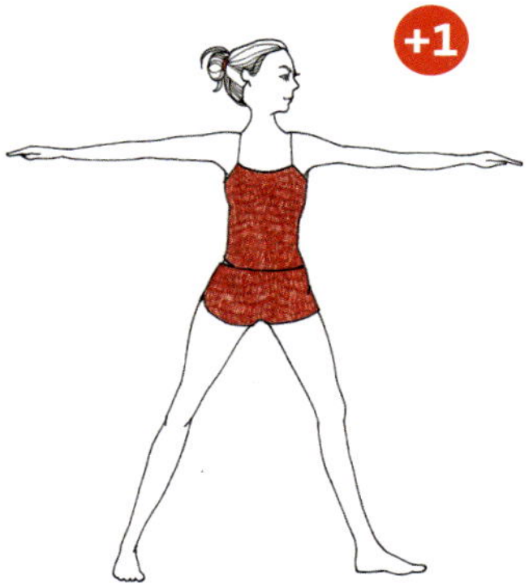


Ausatmen/Einatmen
Fuß, Blick Richtung Boden

4

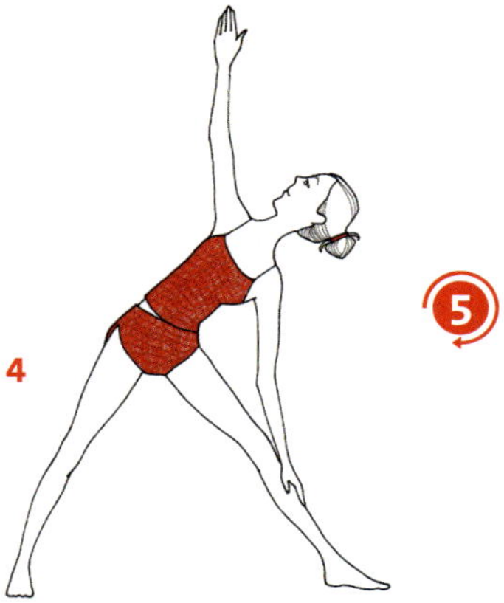


catvāri
Ausatmen
Hand

5

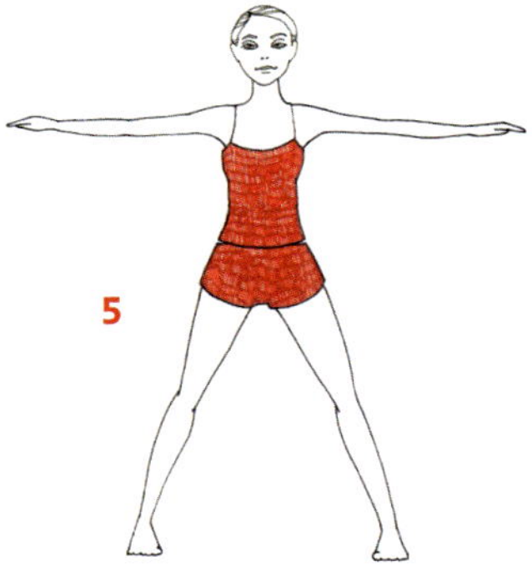

pañca
Einatmen
Nase

**3 – trīṇi Einatmen**

Richte dich nach oben auf, stelle die Füße parallel, die Arme sind seitlich ausgestreckt.

**Extra-Atemzüge**

**Ausatmen:** Drehe den linken Fuß 90 Grad nach außen, den rechten Fuß drehe leicht (circa 5 Grad) nach innen.

**Einatmen:** Strecke die Arme noch einmal in die Weite, spüre eine angenehme Körperspannung. Schaue zur Orientierung und Überprüfung der Fußstellung in Richtung Boden.

**4 – catvāri Ausatmen**

Kippe den Oberkörper aus der Hüfte seitlich nach links, lege die Hand auf das Schienbein (nach längerem Üben greife mit der linken Hand deinen großen linken Zeh), hebe den rechten Arm senkrecht nach oben. 5 Atemzüge

**5 – pañca Einatmen**

Komme nach oben, stelle die Füße parallel, die Arme sind seitlich ausgestreckt.

# trikoṇāsana B | Dreieckshaltung B

Variation I

**Was ist mit »Fuß setzen« gemeint?**
**Wenn ich den Fuß anhebe und neu aufstelle, ermöglicht dir das am Anfang, mit einem guten Fundament die Position einzunehmen. Wenn der Fuß nur gedreht wird, verlierst du leicht das Gleichgewicht.**

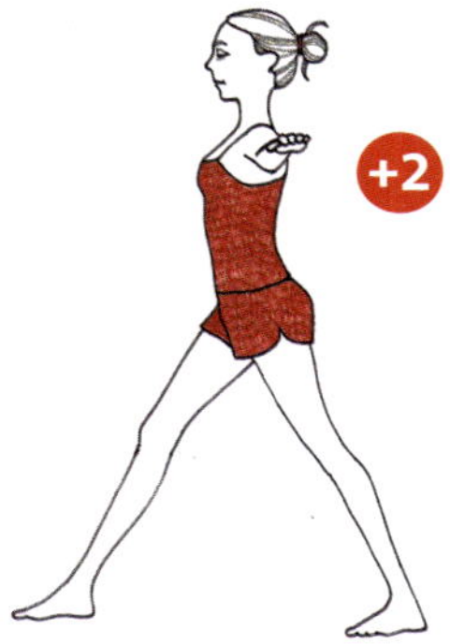

+2

Ausatmen/Einatmen
Nase

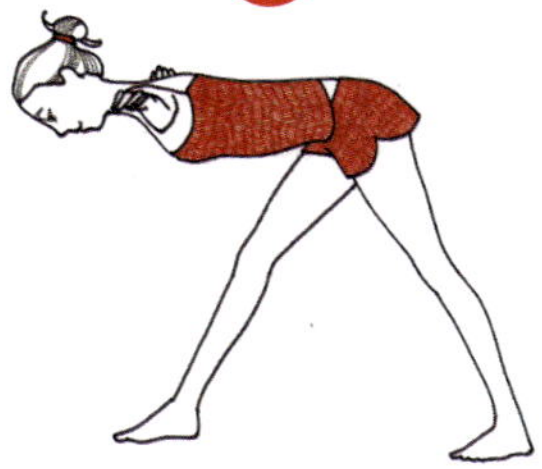

+2

Ausatmen/Einatmen
Nase

2

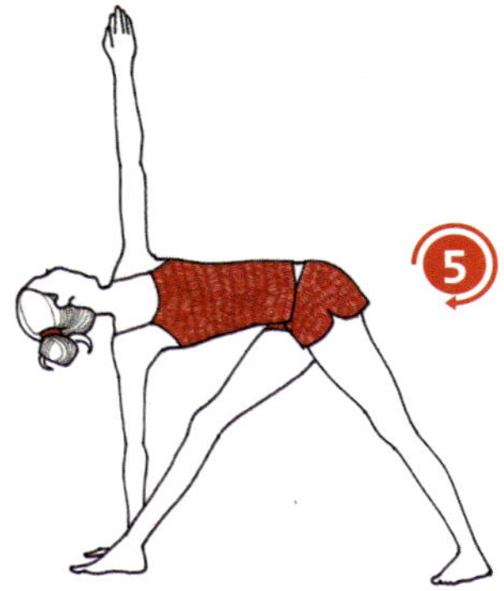

5

dve
Ausatmen
Hand

3

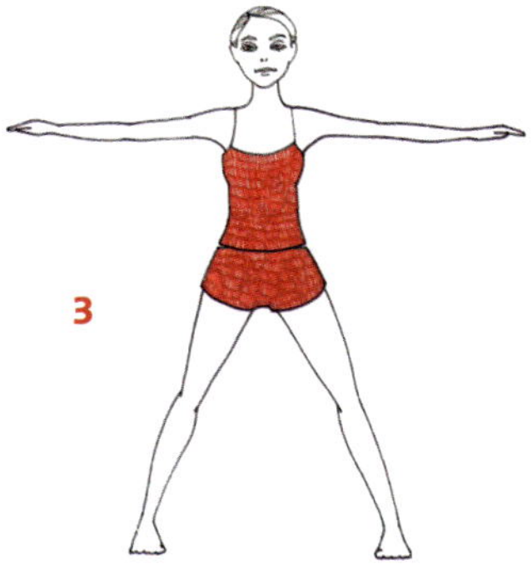

trīṇi
Einatmen
Nase

**Extra-Atemzüge**

**Ausatmen:** Drehe den rechten Fuß 90 Grad, setze den linken Fuß 45 Grad nach innen, die Hüfte ist parallel, die Arme sind seitlich ausgestreckt.
**Einatmen:** Halte die Position.

**Ausatmen:** Beuge dich mit dem Oberkörper parallel zum Boden.
**Einatmen:** Strecke die Arme in die Weite und die Wirbelsäule in die Länge.

**2 – dve Ausatmen**

Setze die linke Hand an die Außenseite des rechten Fußes, drehe dich mit dem Oberkörper zur Seite, während der rechte Arm senkrecht nach oben gestreckt ist. 5 Atemzüge

**3 – trīṇi Einatmen**

Richte den Oberkörper auf, stelle die Füße parallel, die Arme sind seitlich ausgestreckt.

**Die Extraatemzüge kannst du im Laufe der Zeit reduzieren.**

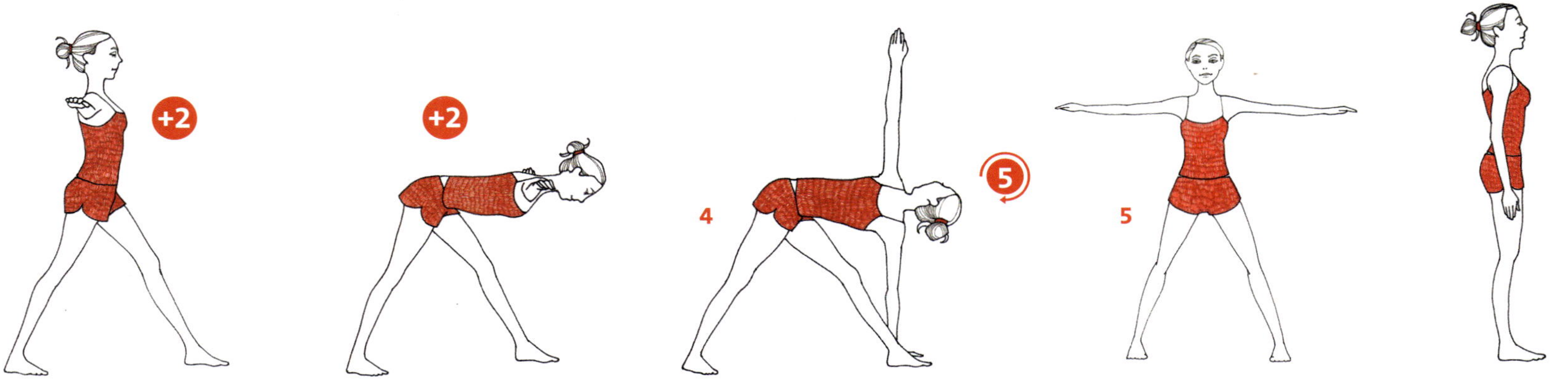


Ausatmen/Einatmen

Ausatmen/Einatmen

catvāri
Ausatmen
Hand

pañca
Einatmen
Nase

samasthitiḥ

Nase

### Extra-Atemzüge

**Ausatmen:** Drehe den linken Fuß 90 Grad, setze den rechten Fuß 45 Grad nach innen, die Hüfte ist parallel.
**Einatmen:** Halte die Position.

**Ausatmen:** Beuge dich mit dem Oberkörper parallel zum Boden.
**Einatmen:** Strecke die Arme in die Weite und die Wirbelsäule in die Länge.

### 4 – catvāri **Ausatmen**

Setze die rechte Hand an die Außenseite des linken Fußes, drehe dich mit dem Oberkörper zur Seite, während der linke Arm senkrecht nach oben gestreckt ist. 5 Atemzüge

### 5 – pañca **Einatmen**

Richte den Oberkörper auf, stelle die Füße parallel, die Arme sind seitlich ausgestreckt.

### samasthitiḥ

Komme an den vorderen Mattenrand zurück, stehe aufrecht, die Füße sind geschlossen und die Zehen entspannt.

# pārśvakoṇāsana A | Seitliche Winkelhaltung A

Variation I

**Wenn du mehr Atemzüge benötigst, dann gönne sie dir einfach, damit die Atmung kontinuierlich fließt. Um im Bewegungsfluss zu bleiben, wird in der Einatmung in der Regel der Körper nach oben bewegt und in der Ausatmung nach unten.**

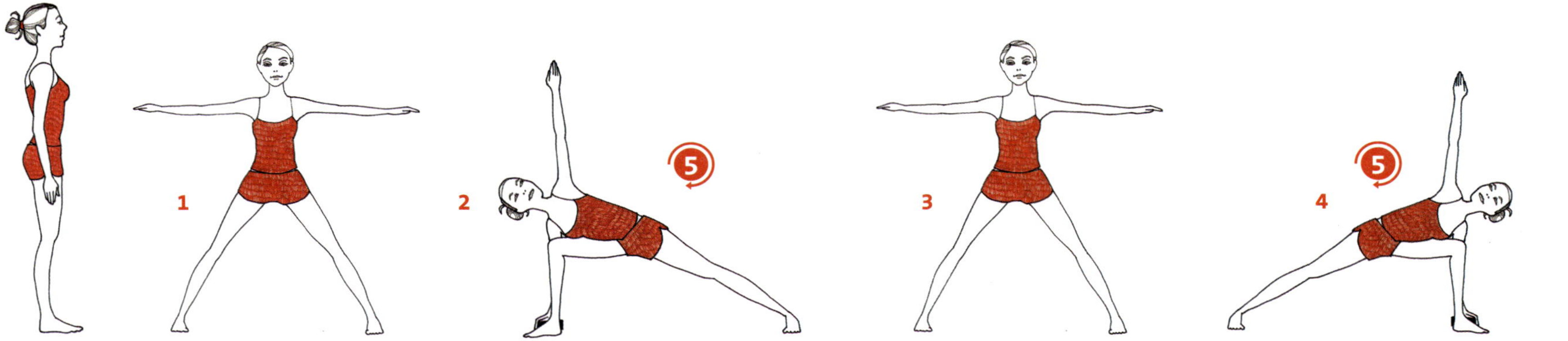


samasthitiḥ
Nase

ekam
Einatmen
Nase

dve
Ausatmen
Hand

trīṇi
Einatmen
Nase

catvāri
Ausatmen
Hand

**samasthitiḥ**
Stehe aufrecht, die Füße sind geschlossen und die Zehen entspannt.

**1 – ekam Einatmen**
Gehe etwa eineinhalb Beinlängen nach rechts, die Füße sind parallel, die Arme sind seitlich ausgestreckt.

**2 – dve Ausatmen**
Drehe den rechten Fuß 90 Grad auf, drehe den linken Fuß leicht (circa 5 Grad) nach innen.
Beuge das rechte Knie, setze die rechte Hand nach außen neben den rechten Fuß auf einen Yogablock, strecke den linken Arm senkrecht nach oben. Halte den Kopf in Verlängerung zur Wirbelsäule, drehe den Oberkörper nach oben, so dass die Flanke gestreckt wird, ziehe die Schultern von den Ohren weg.
5 Atemzüge

**3 – trīṇi Einatmen**
Richte den Oberkörper auf, stelle die Füße parallel, die Arme sind seitlich ausgestreckt.

**4 – catvāri Ausatmen**
Drehe den linken Fuß 90 Grad auf, drehe den rechten Fuß leicht (circa 5 Grad) nach innen.
Beuge das linke Knie, setze die linke Hand nach außen neben den linken Fuß auf einen Yogablock, strecke den rechten Arm senkrecht nach oben. Halte den Kopf in Verlängerung zur Wirbelsäule, drehe den Oberkörper nach oben, so dass die Flanke gestreckt wird, ziehe die Schultern von den Ohren weg. 5 Atemzüge

# pārśvakoṇāsana B | Seitliche Winkelhaltung B

## Variation I



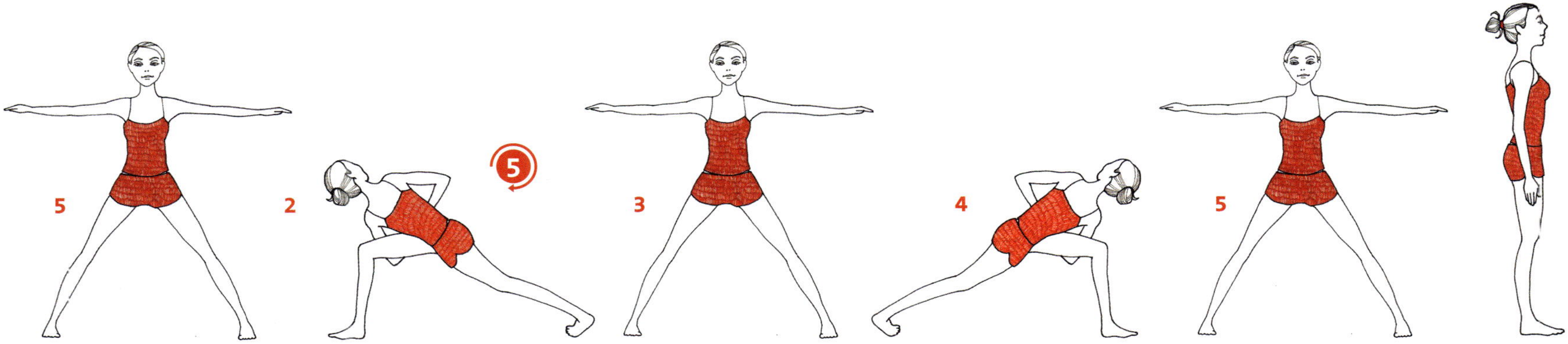


pañca
Einatmen
Nase

dve
Ausatmen
Hand

trīṇi
Einatmen
Nase

catvāri
Ausatmen
Hand

pañca
Einatmen
Nase

samasthitiḥ

Nase

**5 – pañca Einatmen**
Richte den Oberkörper auf, stelle die Füße parallel, die Arme sind seitlich ausgestreckt.

**2 – dve Ausatmen**
Drehe den rechten Fuß 90 Grad, beuge das rechte Knie ebenfalls circa 90 Grad. Setze den linken Fuß 45 Grad auf. Führe den linken Arm an die Außenseite des rechten Oberschenkels und lege die Handflächen aktiv aneinander. 5 Atemzüge

**3 – trīṇi Einatmen**
Richte den Oberkörper auf, stelle die Füße parallel, die Arme sind seitlich ausgestreckt.

**4 – catvāri Ausatmen**
Drehe den linken Fuß 90 Grad, beuge das linke Knie ebenfalls circa 90 Grad. Setze den rechten Fuß 45 Grad auf. Führe den rechten Arm an die Außenseite des linken Oberschenkels und lege die Handflächen aktiv aneinander. 5 Atemzüge

**5 – pañca Einatmen**
Richte den Oberkörper auf, stelle die Füße parallel, die Arme sind seitlich ausgestreckt.

**samasthitiḥ**
Komme an den vorderen Mattenrand zurück, stehe aufrecht, die Füße sind geschlossen und die Zehen entspannt.

5

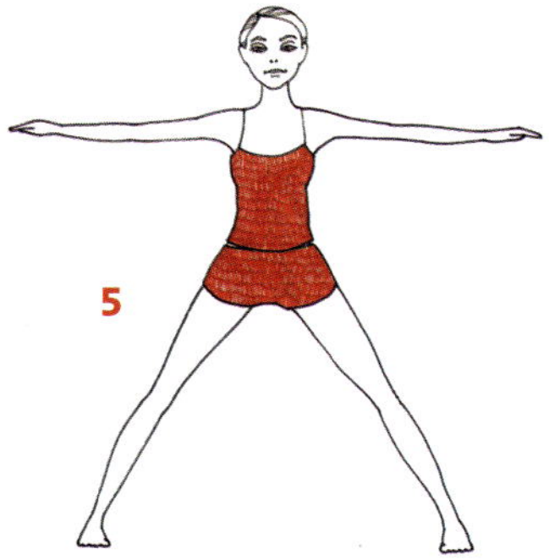

pañca
Einatmen
Nase

2/1

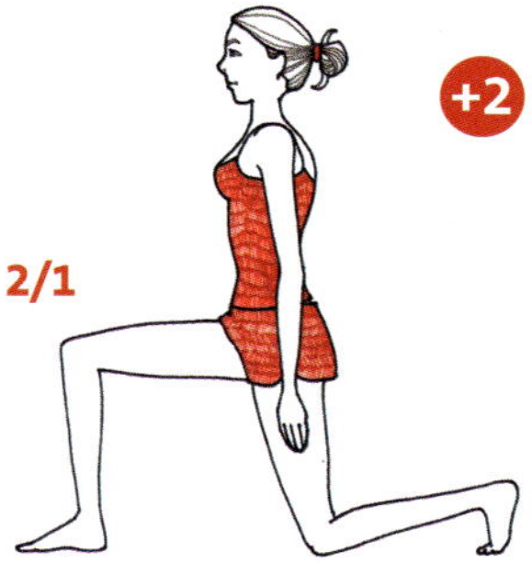


Ausatmen/Einatmen
Nase

2/2

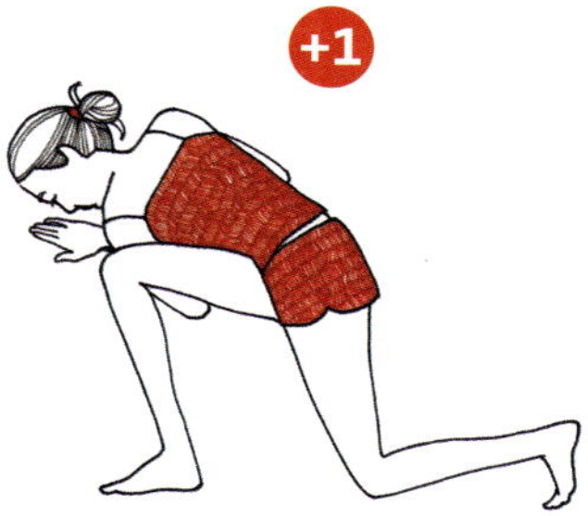


Ausatmen
nach unten

2/3

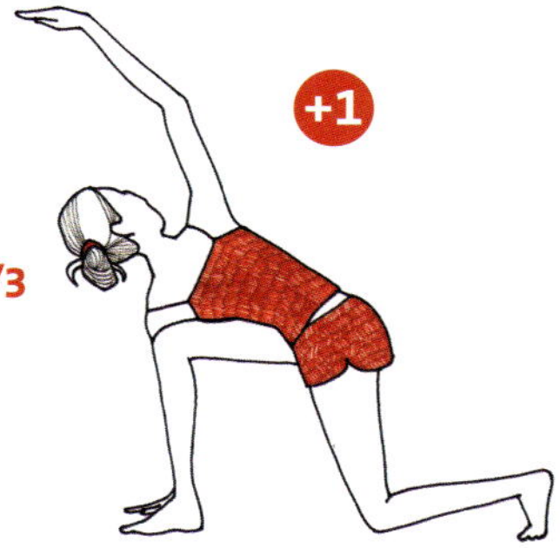


Einatmen
Hand

**5 – pañca Einatmen**
Richte den Oberkörper auf, stelle die Füße parallel, die Arme sind seitlich ausgestreckt.

**2 – dve**
**Extra-Atemzüge**
**2/1 Ausatmen:** Drehe den rechten Fuß 90 Grad, beuge das rechte Knie und setze das linke Knie auf den Boden, die Beine sind hüftbreit voneinander entfernt.
**Einatmen:** Halte die Position.

**2/2 Ausatmen:** Beuge den linken Arm und bringe die linke Schulter an die Außenseite des rechten Oberschenkels vor das Knie, um nicht über das Knie herauszurutschen. Setze die linke Hand außerhalb des rechten Fußes auf einem Yogablock oder auf dem Boden ab.

**2/3 Einatmen:** Strecke den rechten Arm über den Kopf, die Handfläche zeigt nach unten zum Boden.

**Alternativ könntest du auch den rechten Arm vertikal nach oben strecken.**

2/4

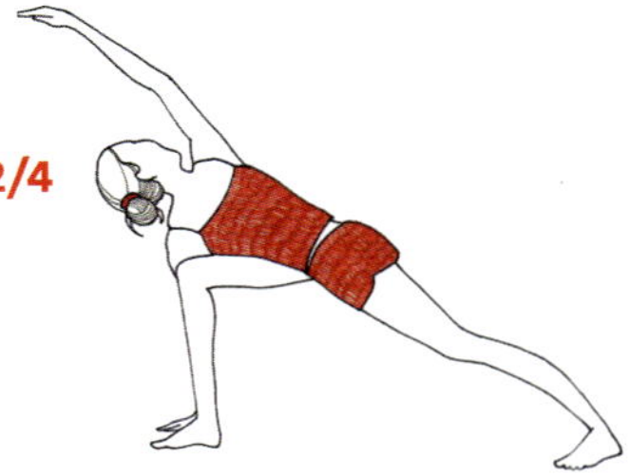

dve
Ausatmen
Hand

3

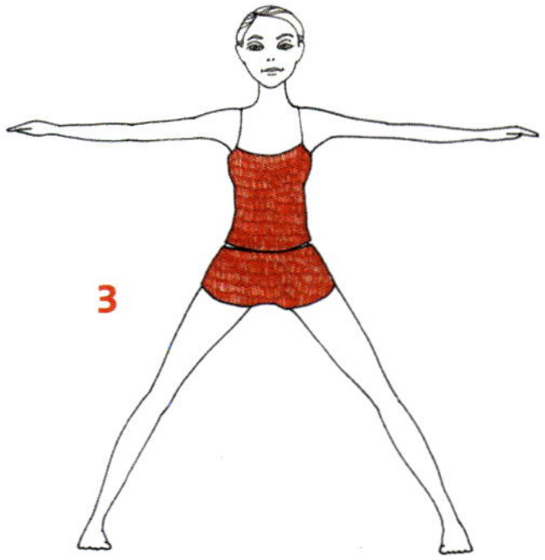

trīṇi
Einatmen
Nase

**2/4 Ausatmen**
Strecke das linke Bein. Halte den Kopf in Verlängerung zur Wirbelsäule, drehe den Oberkörper nach oben, so dass die Flanke in Verlängerung mit dem rechten Arm gestreckt wird.
Je nach Flexibilität kann der hintere Fuß auf den Zehen stehen und die Ferse ist angehoben oder der Fuß ist komplett aufgestellt.
5 Atemzüge

**3 – trīṇi Einatmen**
Richte den Oberkörper auf, stelle die Füße parallel, die Arme sind seitlich ausgestreckt.

# pārśvakoṇāsana B | Seitliche Winkelhaltung B

Variation II

4/1

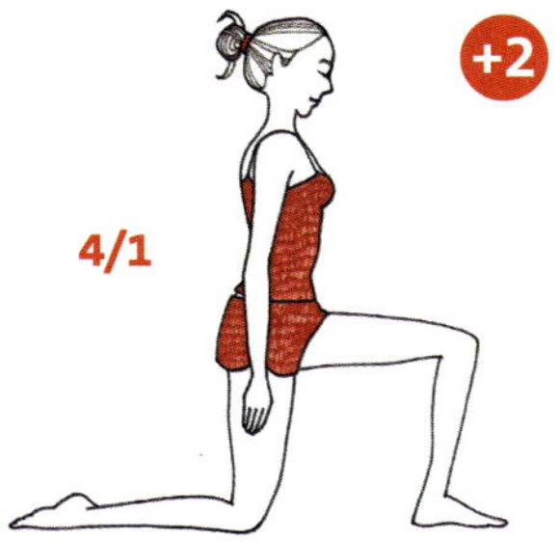


Ausatmen/EInatmen
Nase

4/2

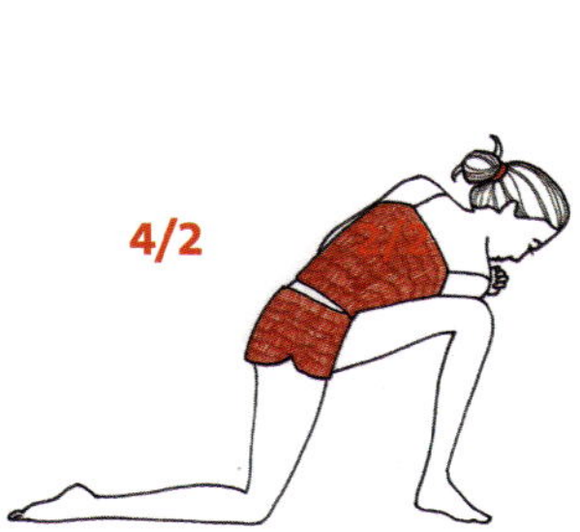


Ausatmen
nach unten

4/3

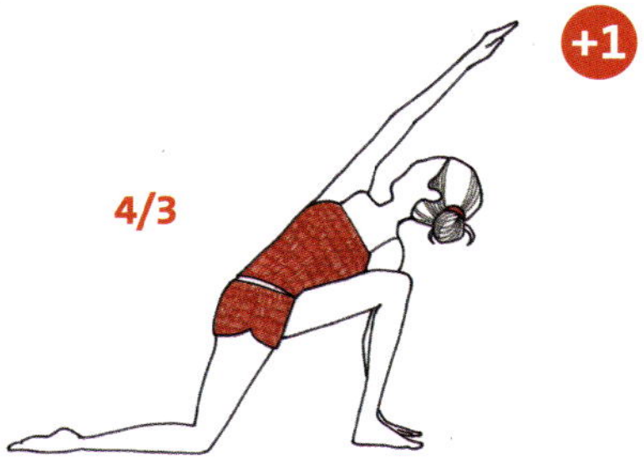


Einatmen
Hand

**4 – catvāri**
**Extra-Atemzüge**

**4 /1 Ausatmen:** Drehe den linken Fuß 90 Grad, beuge das linke Knie und setze das rechte Knie auf den Boden, die Beine sind hüftbreit voneinander entfernt.
**Einatmen:** Halte die Position.

**4 /2 Ausatmen:** Beuge den rechten Arm und bringe die rechte Schulter an die Außenseite des linken Oberschenkels vor das Knie, um nicht über das Knie herauszurutschen. Setze die rechte Hand außerhalb des linken Fußes auf einem Yogablock oder auf dem Boden ab.

**4 /3 Einatmen:** Strecke den linken Arm über den Kopf, die Handfläche zeigt nach unten zum Boden.

4/4

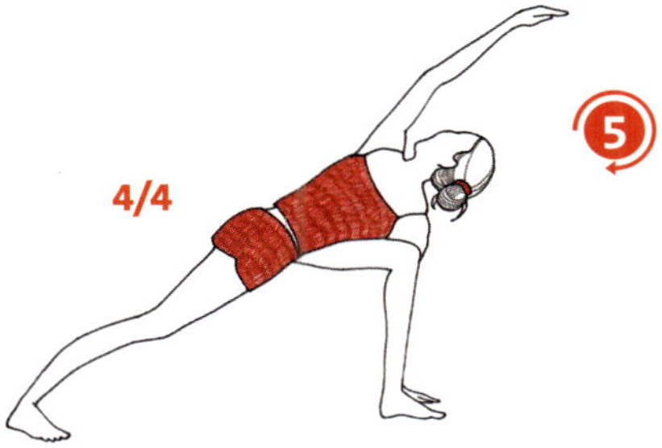


catvāri
Ausatmen
Hand

5

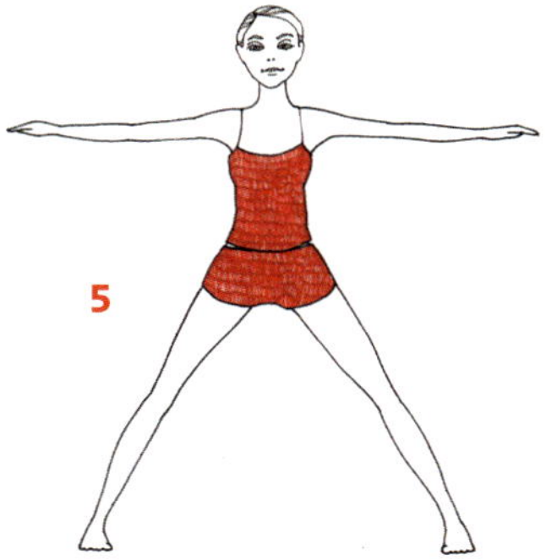

pañca
Einatmen
Nase

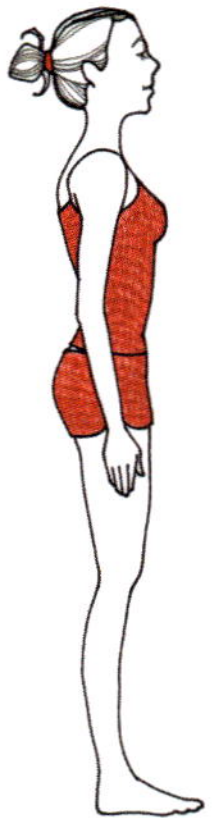

samasthitiḥ

Nase

**4 /4 Ausatmen**
Strecke das rechte Bein. Halte den Kopf in Verlängerung zur Wirbelsäule, drehe den Oberkörper nach oben, so dass die Flanke in Verlängerung mit dem linken Arm gestreckt wird.
Je nach Flexibilität kann der hintere Fuß auf den Zehen stehen und die Ferse ist angehoben oder der Fuß ist komplett aufgestellt.
5 Atemzüge

**5 – pañca Einatmen**
Richte den Oberkörper auf, stelle die Füße parallel, Arme sind seitlich ausgestreckt.

**samasthitiḥ**
Komme an den vorderen Mattenrand zurück, stehe aufrecht, die Füße sind geschlossen und die Zehen entspannt.

# prasārita pādottānāsana A | Gegrätschte Beindehnungshaltung A

## Variation

**Die folgenden Variationen weisen keine großen Veränderungen auf.
Es finden sich Tipps und Hinweise, die für die Übungspraxis wertvoll sind.**

**Wie kann ich mir merken, wann die Arme gestreckt sind und wann nicht?
Eselsbrücke: 1+4 Hände bei mir, 2+3 Arme frei.**

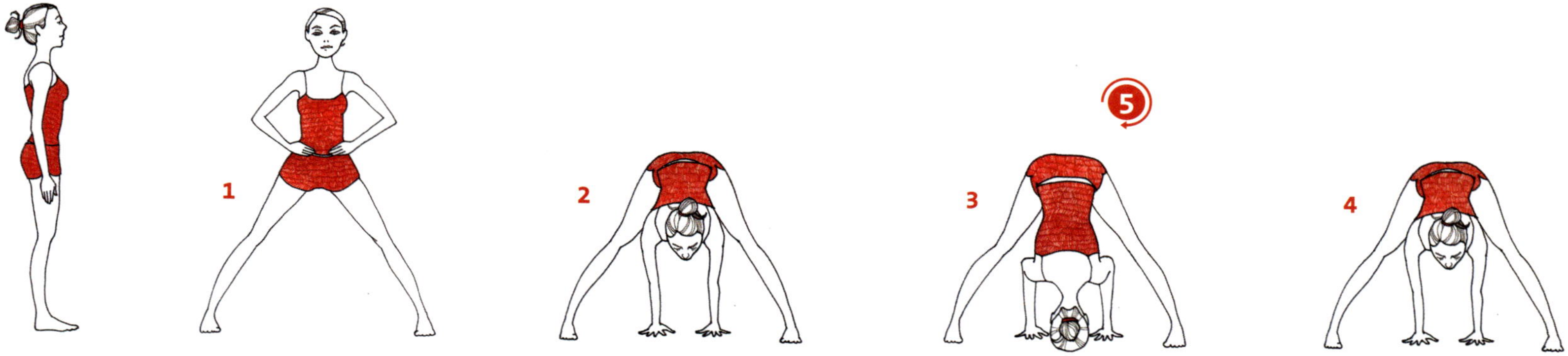


samasthitiḥ
Nase

ekam
Einatmen
Nase

dve
Ausatmen/Einatmen
Drittes Auge

trīṇi
Ausatmen
Nase

catvāri
Einatmen/Ausatmen
Drittes Auge

**samasthitiḥ**
Stehe aufrecht, die Füße sind geschlossen und die Zehen entspannt.

**1 – ekam Einatmen**
Gehe etwa eineinhalb Beinlängen nach rechts, die Füße sind parallel aufgestellt, die Hände sind an den Hüften. Aktiviere die tiefere Bauchmuskulatur.

**2 – dve Ausatmen/Einatmen**
**Ausatmen:** Beuge dich aus der Hüfte nach vorne und unten, setze die Hände schulterbreit auf den Boden. Gegebenenfalls könntest du die Beine etwas mehr beugen, damit die Fingerspitzen oder die Handflächen den Boden berühren.
**Einatmen:** Strecke die Arme und hebe den Kopf.

**3 – trīṇi Ausatmen**
Senke den Kopf und beuge die Ellenbogen nach hinten, der Rücken bleibt dabei gestreckt.
5 Atemzüge

**4 – catvāri Einatmen/Ausatmen**
**Einatmen:** Strecke die Arme und hebe den Kopf.
**Ausatmen:** Halte die Position

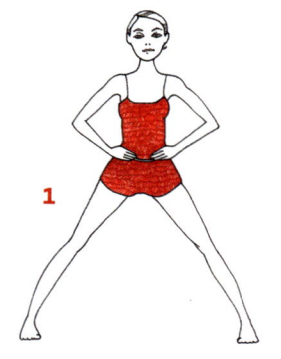

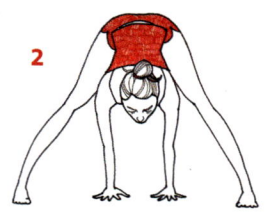

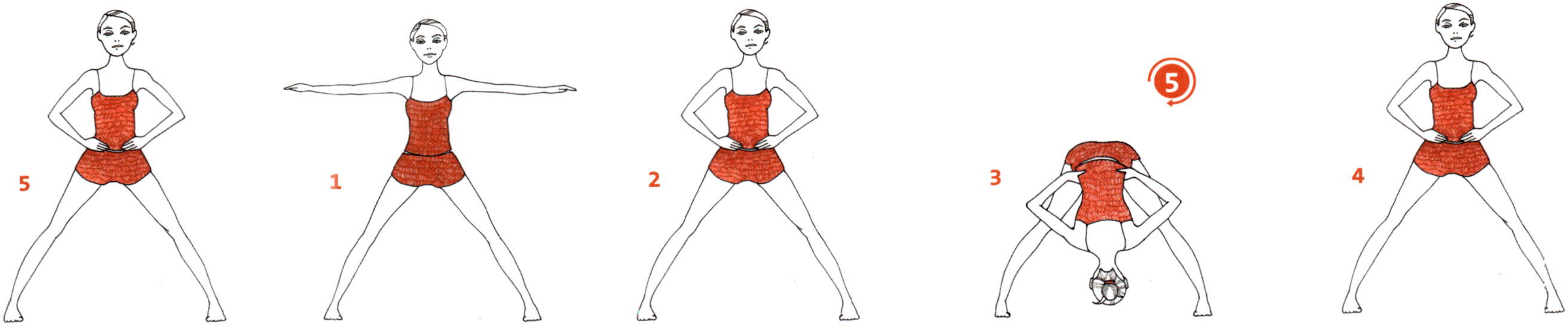


pañca
Einatmen/Ausatmen
Nase

ekam
Einatmen
Nase

dve
Ausatmen/Einatmen
Nase

trīṇi
Ausatmen
Nase

catvāri
Einatmen/Ausatmen
Nase

**5 – pañca Einatmen/Ausatmen**
**Einatmen:** Setze die Hände an die Hüfte, während du dich mit dem Oberkörper aufrichtest.
**Ausatmen:** Halte die Position

**1 – ekam Einatmen**
Strecke die Arme seitlich aus.

**2 – dve Ausatmen/Einatmen**
**Ausatmen:** Setze die Hände an die Hüfte. Aktiviere die tiefere Bauchmuskulatur.
**Einatmen:** Halte die Position und strecke den Rücken.

**3 – trīṇi Ausatmen**
Beuge dich aus der Hüfte nach vorne und unten, führe die Schultern von den Ohren weg. Gegebenenfalls beuge etwas mehr die Beine, damit die Position etwas angenehmer eingenommen werden kann.
5 Atemzüge

**4 – catvāri Einatmen/Ausatmen**
**Einatmen:** Die Hände bleiben an der Hüfte, während du dich mit dem Oberkörper aufrichtest.
**Ausatmen:** Halte die Position.

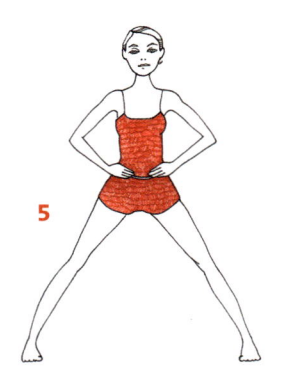

# prasārita pādottānāsana C | Gegrätschte Beindehnungshaltung C



**Um die Beine in prasārita pādottānāsana A–D nicht zu überstrecken, beuge bei den Übergängen von oben nach unten und wieder nach oben leicht die Beine.**

1
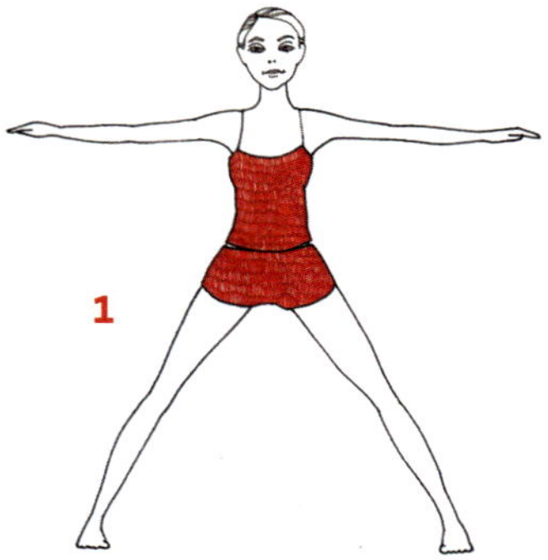

ekam
Einatmen
Nase

2

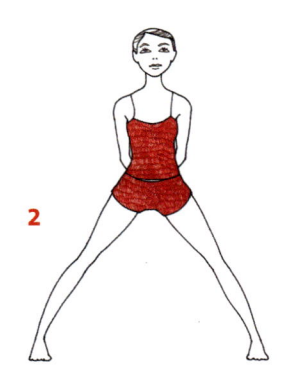

dve
Ausatmen/Einatmen
Nase

3
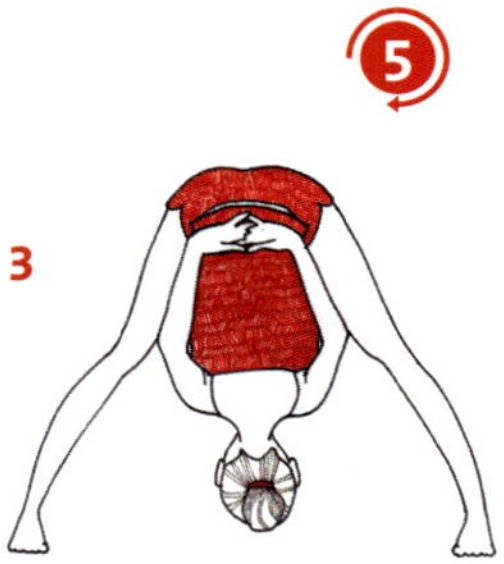


trīṇi
Ausatmen
Nase

4
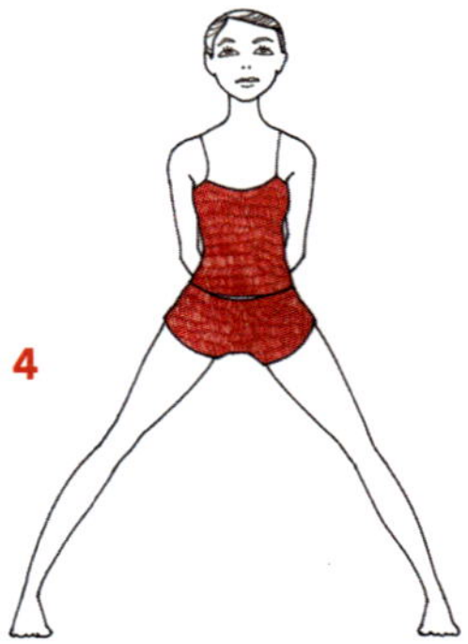

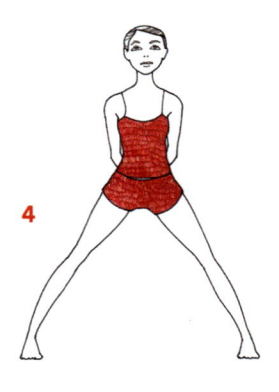

catvāri
Einatmen/Ausatmen
Nase

**1 – ekam Einatmen**
Strecke die Arme seitlich aus.

**2 – dve Ausatmen/Einatmen**
**Ausatmen:** Falte die Hände hinter dem Rücken und strecke die Arme.
**Einatmen:** Halte die Position.

**3 – trīṇi Ausatmen**
Beuge dich aus der Hüfte nach vorne und unten, die Arme sinken Richtung Boden. 5 Atemzüge

**4 – catvāri Einatmen/Ausatmen**
**Einatmen:** Richte dich auf.
**Ausatmen:** Halte die Position.

**Ein vinyāsa kann mehrere Atemphasen haben.**

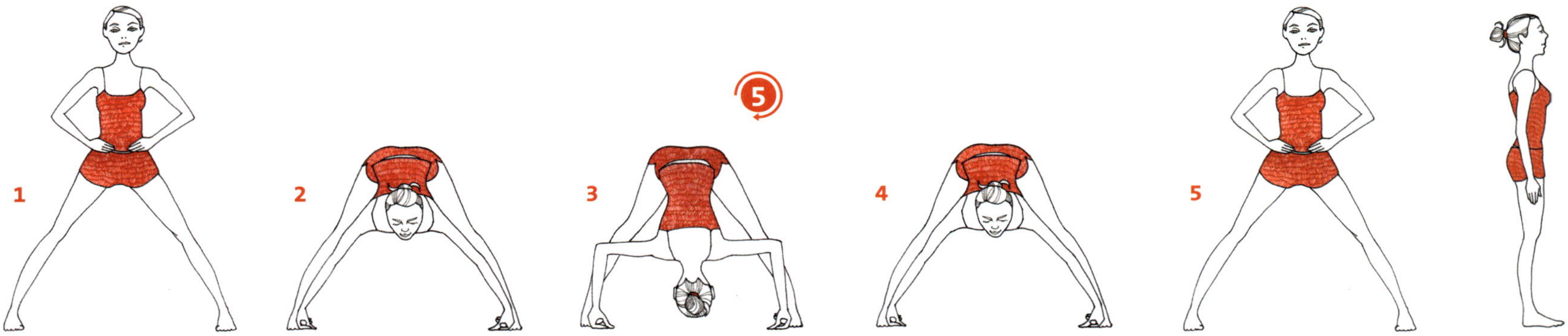


| ekam | dve | trīṇi | catvāri | pañca | samasthitiḥ |
|---|---|---|---|---|---|
| Einatmen | Ausatmen/Einatmen | Ausatmen | Einatmen/Ausatmen | Einatmen | |
| Nase | Drittes Auge | Nase | Drittes Auge | Nase | Nase |

**1 – ekam Einatmen**
Die Hände sind an den Hüften. Aktiviere die tiefere Bauchmuskulatur.

**2 – dve Ausatmen/Einatmen**
**Ausatmen:** Beuge dich aus der Hüfte nach vorne und unten, greife mit Zeige- und Mittelfinger die großen Zehen. Als Alternative könntest du auch die Schienbeine greifen.
**Einatmen:** Strecke die Arme und hebe den Kopf.

**3 – trīṇi Ausatmen**
Senke den Kopf und beuge die Ellenbogen nach außen. 5 Atemzüge

**4 – catvāri Einatmen/Ausatmen**
**Einatmen:** Strecke die Arme und hebe den Kopf.
**Ausatmen:** Halte die Position.

**5 – pañca Einatmen**
Setze die Hände an die Hüften, während du dich mit gestrecktem Rücken aufrichtest.

**samasthitiḥ**
Komme an den vorderen Mattenrand, stehe aufrecht, die Füße sind geschlossen und die Zehen entspannt.

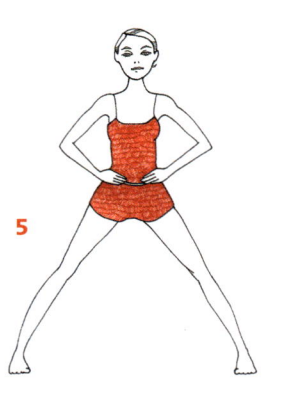

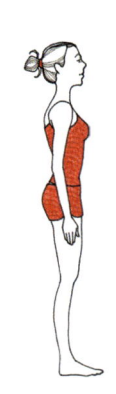

# pārśvottānāsana | Seitliche Dehnungshaltung

Variation

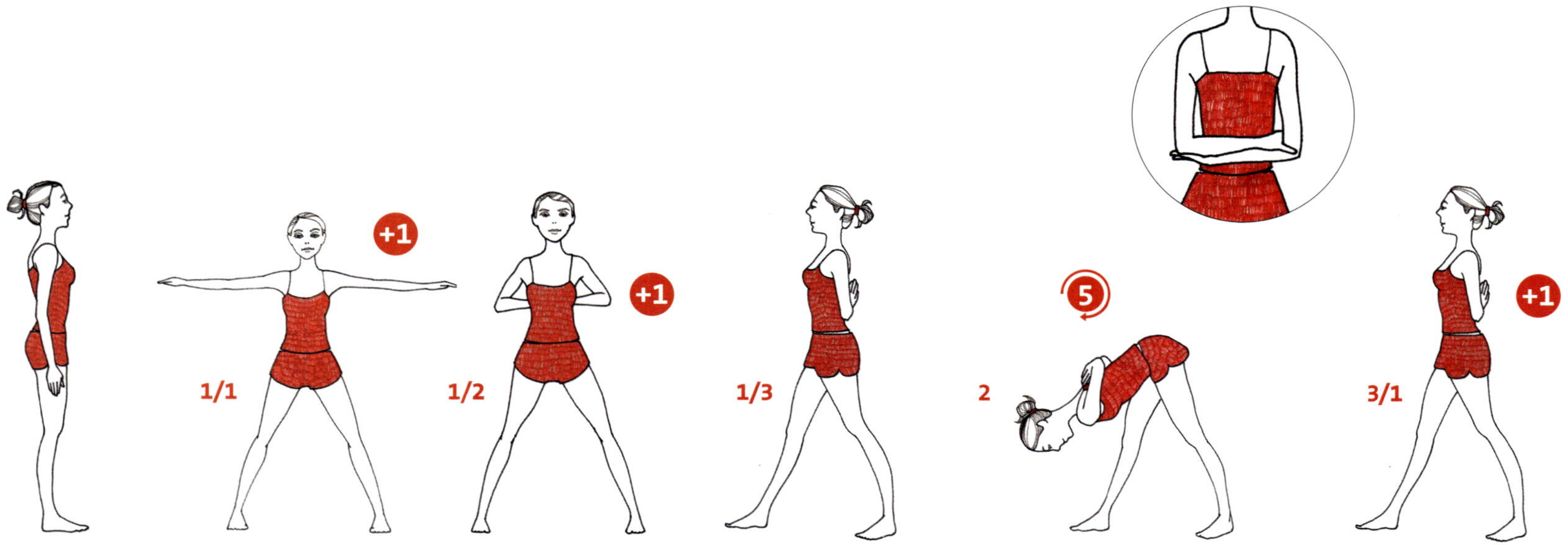
+1
+1
5
+1
1/1
1/2
1/3
2
3/1
samasthitiḥ
Nase
Einatmen
Nase
Ausatmen
Nase
ekam
Einatmen
Nase
dve
Ausatmen
Nase
Einatmen
Nase

**samasthitiḥ**
Stehe aufrecht, die Füße sind geschlossen und die Zehen entspannt.

**1 – ekam**
**Extra-Atemzüge**
**1/1 Einatmen**
Gehe etwa eine Beinlänge nach rechts, die Füße sind parallel, die Arme sind seitlich ausgestreckt.

**1/2 Ausatmen:** Bringe die Arme hinter den Rücken und führe die Handflächen zusammen oder greife mit der linken Hand deinen rechten Ellenbogen, die rechte Hand greift unter den linken Ellenbogen.

**1/3 Einatmen:** Drehe den rechten Fuß 90 Grad, setze den linken Fuß 45 Grad, die Hüften sind parallel und strecke die Wirbelsäule.
Verlagere dein Körpergewicht auf das hintere Bein.

**2 – dve Ausatmen**
Beuge dich von der Körpermitte ausgehend über das gestreckte rechte Bein.
5 Atemzüge

**3 – trīṇi**
**Extra-Atemzüge**
**3/1 Einatmen:** Richte dich mit geradem Rücken auf.

3/2

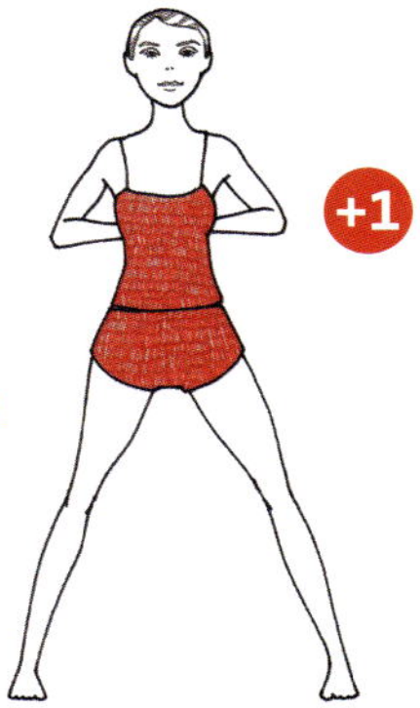


Ausatmen
Nase

3/3

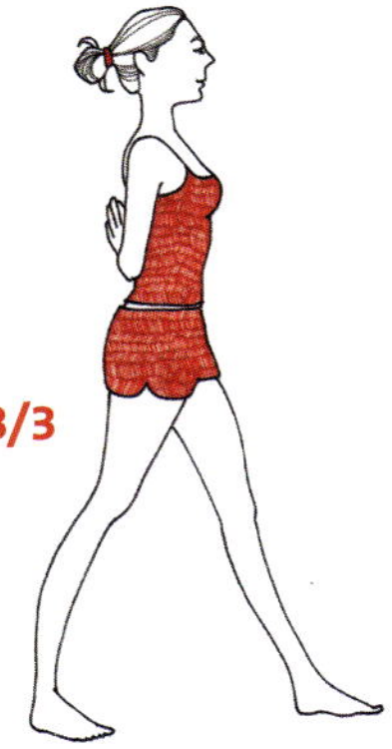

trīṇi
Einatmen
Nase

4

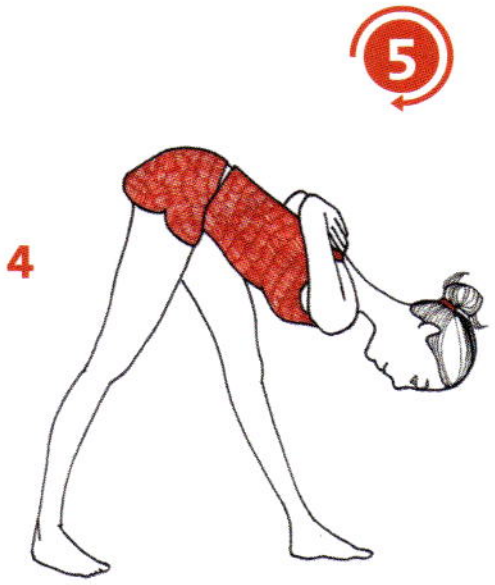


catvāri
Ausatmen
Nase

5

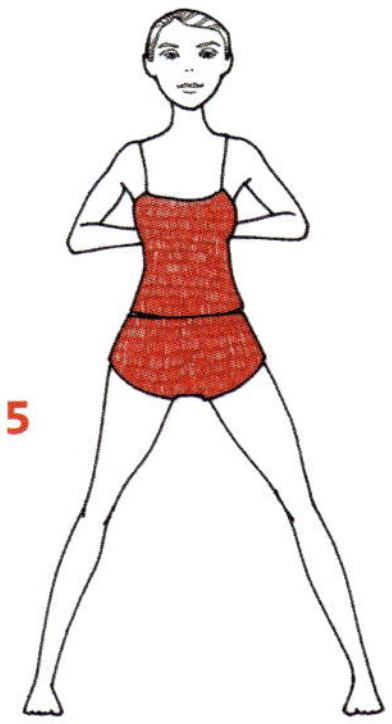

pañca
Einatmen
Nase

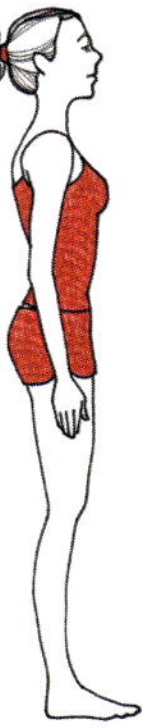

samasthitiḥ

Nase

**3/2 Ausatmen:** Stelle die Füße parallel.

**3/3 Einatmen:** Drehe dich auf die linke Seite, drehe dazu den linken Fuß 90 Grad ein und setze den rechten Fuß 45 Grad. Die Hüften sind parallel, die Hände bleiben verschränkt.

**4 – catvāri Ausatmen**
Beuge dich von der Körpermitte ausgehend über das gestreckte linke Bein. 5 Atemzüge

**5 – pañca Einatmen**
Richte dich mit geradem Rücken auf, stelle die Füße parallel.

**samasthitiḥ**
Komme an den vorderen Mattenrand, stehe aufrecht, die Füße sind geschlossen und die Zehen entspannt.

# utthita hasta pādāṅguṣṭhāsana | Aufrechte Hand-zum-Zeh-Haltung

**Variation**

**Auf den »Vinyasa Count« wurde absichtlich verzichtet, um die Übungsabfolge in der Variation zu vereinfachen.**

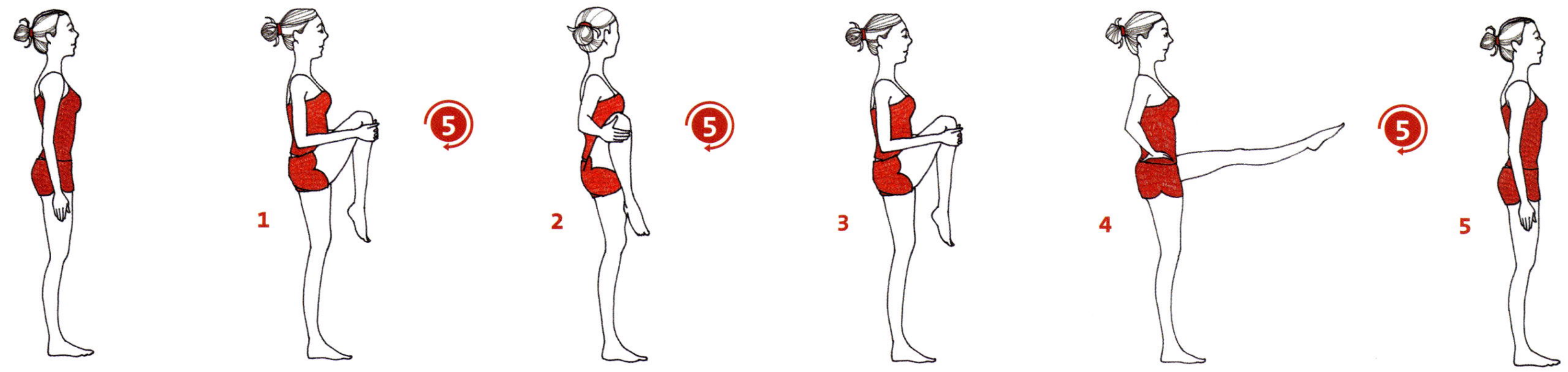


**samasthitiḥ**
Stehe aufrecht, die Füße sind geschlossen und die Zehen entspannt.

**1 Einatmen**
Verlagere dein Körpergewicht auf das linke Standbein. Beuge das rechte Knie, hebe dann das rechte Bein und umfasse mit der rechten Hand dein Schienbein unterhalb des Knies. Die linke Hand ist an der linken Hüfte. 5 Atemzüge

**2 Ausatmen**
Bewege das rechte Bein nach rechts außen, der Blick geht in die entgegengesetzte Richtung. 5 Atemzüge

**3 Einatmen**
Bringe das Bein wieder nach vorne und richte den Blick geradeaus.

**4 Ausatmen/Einatmen**
Löse die rechte Hand, setze sie an die Hüfte und strecke das rechte Bein aus. 5 Atemzüge

**5 Ausatmen**
Löse die Position auf und setze das rechte Bein ab.

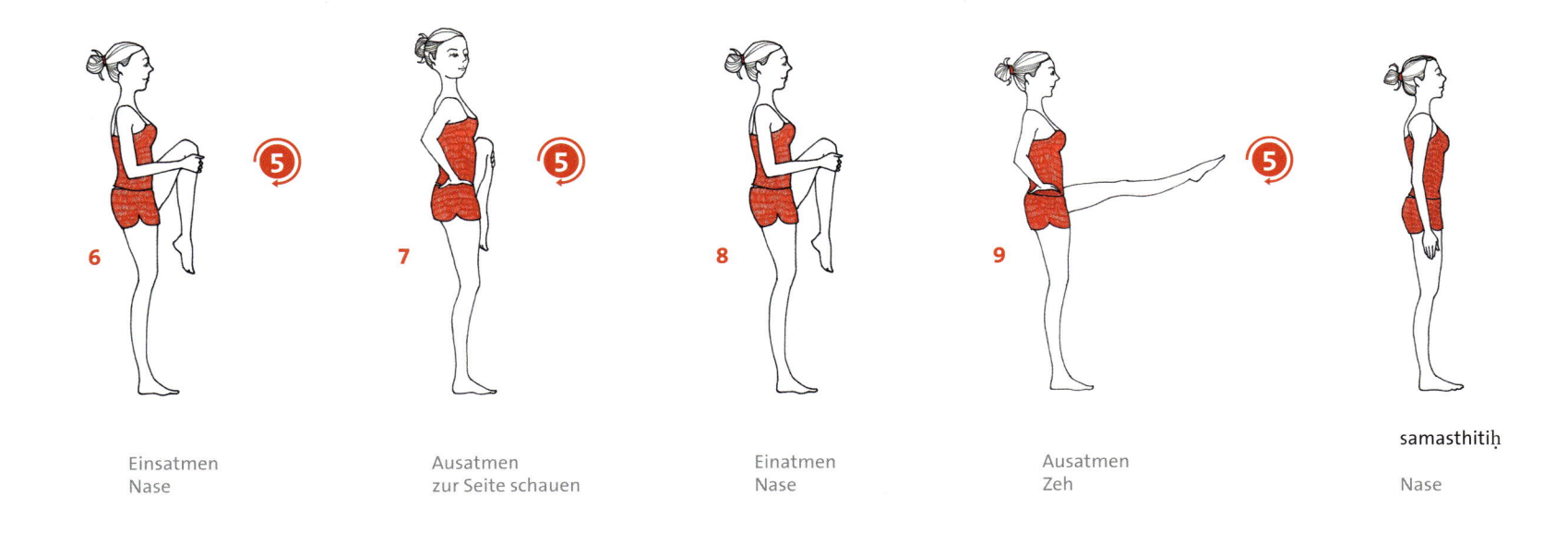

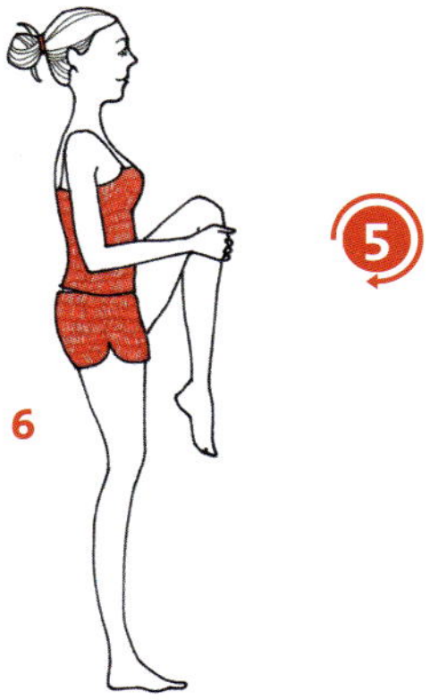

6

Einsatmen
Nase

7

Ausatmen
zur Seite schauen

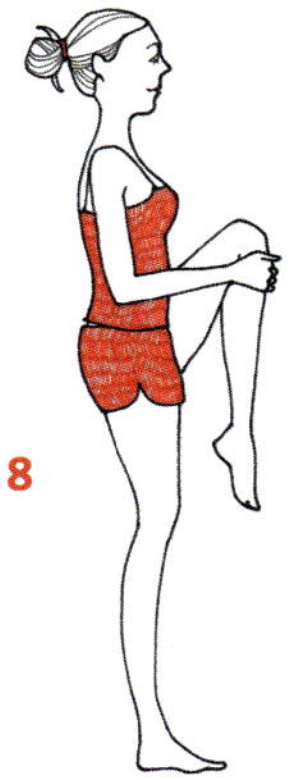

8

Einatmen
Nase

9

Ausatmen
Zeh

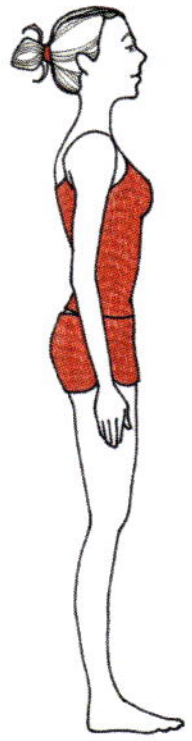

samasthitiḥ

Nase

**6 Einatmen**
Verlagere dein Körpergewicht auf das rechte Standbein. Beuge das linke Knie und umfasse mit der linken Hand dein Schienbein unterhalb des Knies. Die rechte Hand ist an der rechten Hüfte.

**7 Ausatmen**
Bewege das linke Bein nach links außen, der Blick geht in die entgegengesetzte Richtung.
5 Atemzüge

**8 Einatmen**
Bringe das Bein wieder nach vorne und richte den Blick geradeaus.

**9 Ausatmen/Einatmen**
Löse die linke Hand und setze sie an die Hüfte und strecke das linke Bein aus. 5 Atemzüge

**samasthitiḥ**
Löse die Position auf und setze das linke Bein ab. Stehe aufrecht, die Füße sind geschlossen und die Zehen entspannt.

**Auf den »Vinyasa Count« wurde absichtlich verzichtet, um die Übungsabfolge in der Variation zu vereinfachen. Zudem ist vṛkṣāsana (die Baumposition) die modifizierte Position für ardha baddha padmottāsana.**

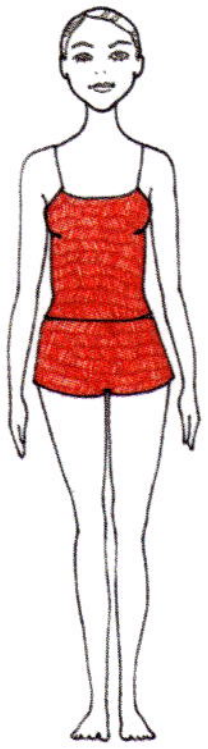

samasthitiḥ

Nase

1

Einatmen
Nase

2

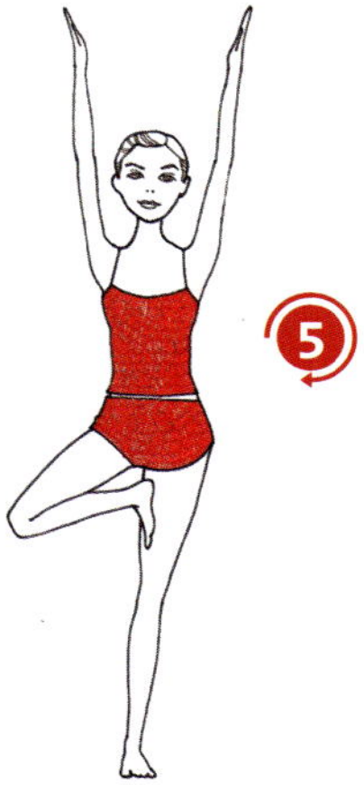


Einatmen
Nase

**In vṛkṣāsana erfährst du eine Stabilisierung der Position, wenn du mit Gegendruck übst. Presse dazu den Innenschenkel in die Fußsohle und die Fußsohle in den Innenschenkel.**

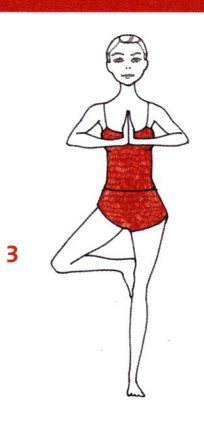

3

Ausatmen/Einatmen
Nase

**samasthitiḥ**

Stehe aufrecht, die Füße sind geschlossen und die Zehen entspannt.

**1 Einatmen**

Verlagere das Gewicht auf das linke Bein und platziere die rechte Fußsohle an der Innenseite des linken Oberschenkels. Führe dann die Handflächen vor der Brust zusammen. 5 Atemzüge

**2 Einatmen**

Strecke die Arme schulterbreit über dem Kopf aus, so dass die Handflächen zueinander zeigen. 5 Atemzüge

**3 Ausatmen/Einatmen**

Bringe die Handflächen wieder vor der Brust zusammen.

4
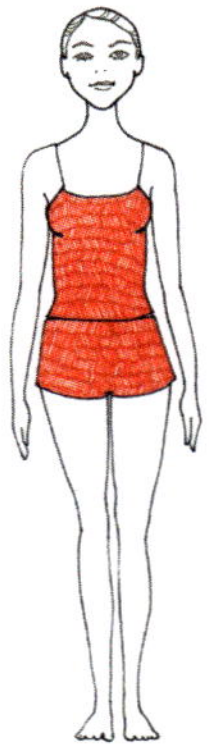

Ausatmen
Nase

5
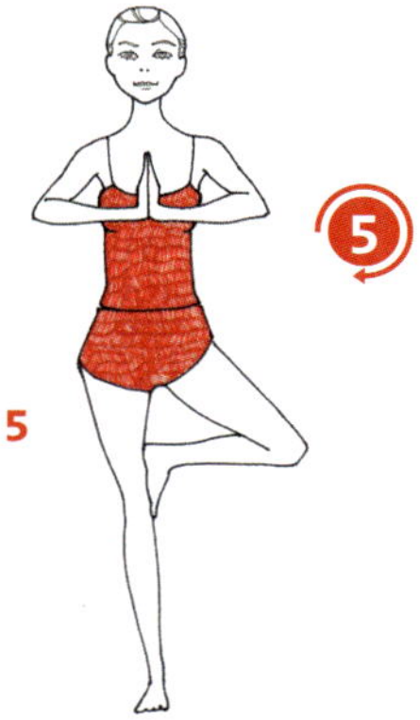


Einatmen
Nase

6
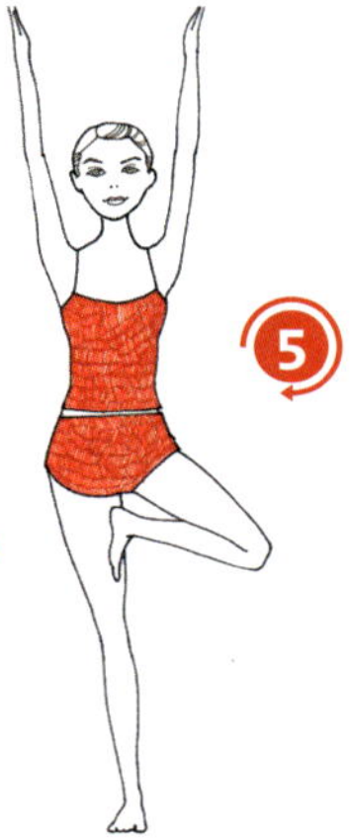


Einatmen
Nase

7
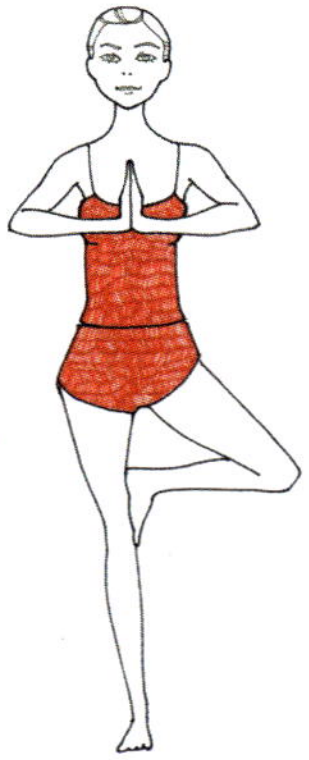

Ausatmen/Einatmen
Nase

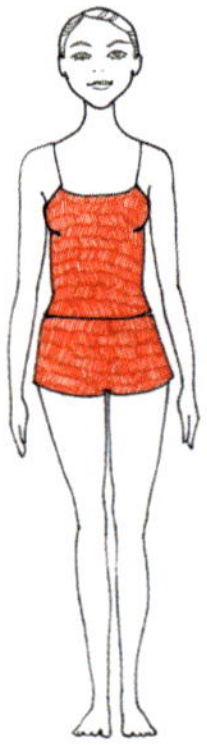

samasthitiḥ

Nase

**4 Ausatmen**
Löse die Position auf. Stehe aufrecht, die Füße sind geschlossen und die Zehen entspannt.

**5 Einatmen**
Verlagere das Gewicht auf das rechte Bein und platziere die linke Fußsohle an der Innenseite des rechten Oberschenkels. Führe dann die Handflächen vor der Brust zusammen. 5 Atemzüge

**6 Einatmen**
Strecke die Arme schulterbreit über dem Kopf aus, so dass die Handflächen zueinander zeigen. 5 Atemzüge

**7 Ausatmen/Einatmen**
Bringe die Handflächen wieder vor der Brust zusammen.

**samasthitiḥ**
Stehe aufrecht, die Füße sind geschlossen und die Zehen entspannt.

Du könntest alternativ auch statt dem Brett (4) und dem nach oben schauenden Hund (5) auch den Vierfüßlerstand einnehmen, wie in der Variation I von sūrya namaskāra A.

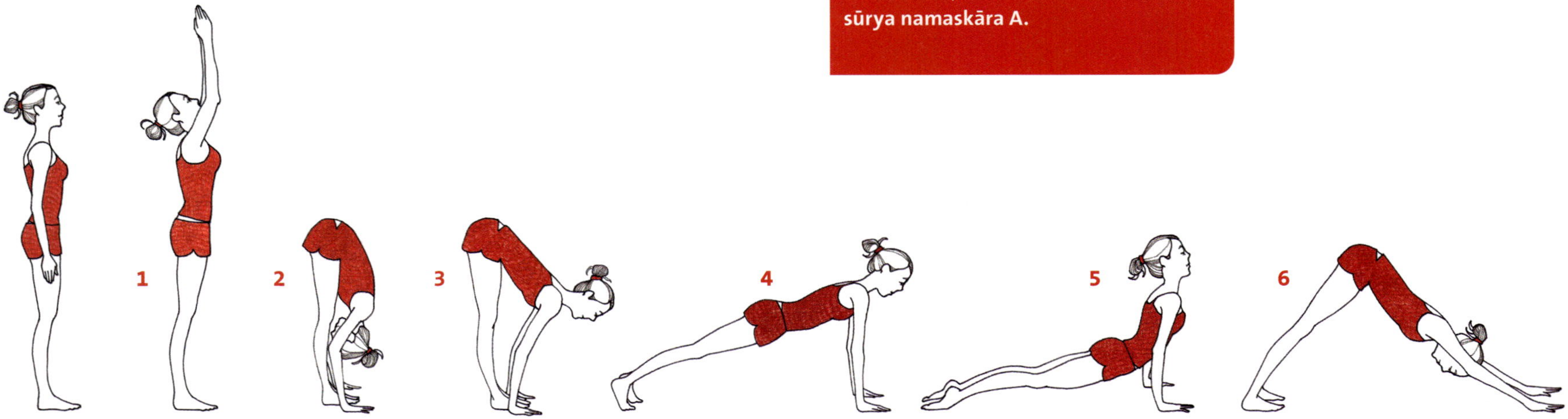


| samasthitiḥ | ekam | dve | trīṇi | catvāri | pañca | ṣaṭ |
|---|---|---|---|---|---|---|
| | Einatmen | Ausatmen | Einatmen | Ausatmen | Einatmen | Ausatmen |
| Nase | Daumen | Nase | Drittes Auge | Nase | Drittes Auge | Nabel |

**samasthitiḥ**
Stehe aufrecht, die Füße sind geschlossen und die Zehen entspannt.

**1 – ekam Einatmen**
Bringe die Arme nach oben, die Handflächen berühren sich und hebe den Blick.

**2 – dve Ausatmen**
Beuge den Oberkörper nach vorne, die Beine sind dabei leicht gebeugt, lege die Handflächen vor den Füßen auf den Boden.

**3 – trīṇi Einatmen**
Hebe das Brustbein und richte den Blick nach vorne.

**4 – catvāri Ausatmen**
Gehe einen weiten Schritt nach hinten in die schiefe Ebene, die Hände pressen in den Boden, die Arme sind gestreckt, die Handgelenke unterhalb der Schultern, der Unterbauch ist aktiviert, bewege das Schambein zum Bauchnabel, setze die Zehen auf, die Beine sind aktiv und gestreckt.

**5 – pañca Einatmen**
Lege die Füße auf die Fußrücken um, senke das Becken Richtung Boden, presse die Hände in den Boden, strecke die Arme, schiebe den Brustkorb nach vorne und oben in den nach oben schauenden Hund, hebe das Brustbein, halte die Beine gestreckt und aktiv, halte die untere Bauchdecke stabil.

**6 – ṣaṭ Ausatmen**
Schiebe die Hüfte nach hinten und oben in den nach unten schauenden Hund, der Rücken ist gestreckt.

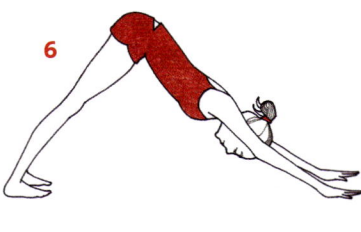

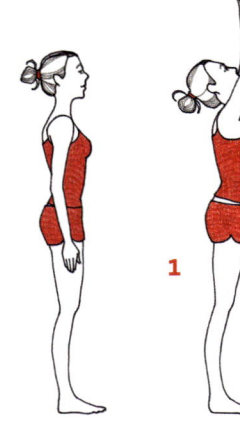

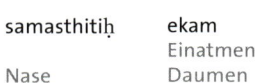

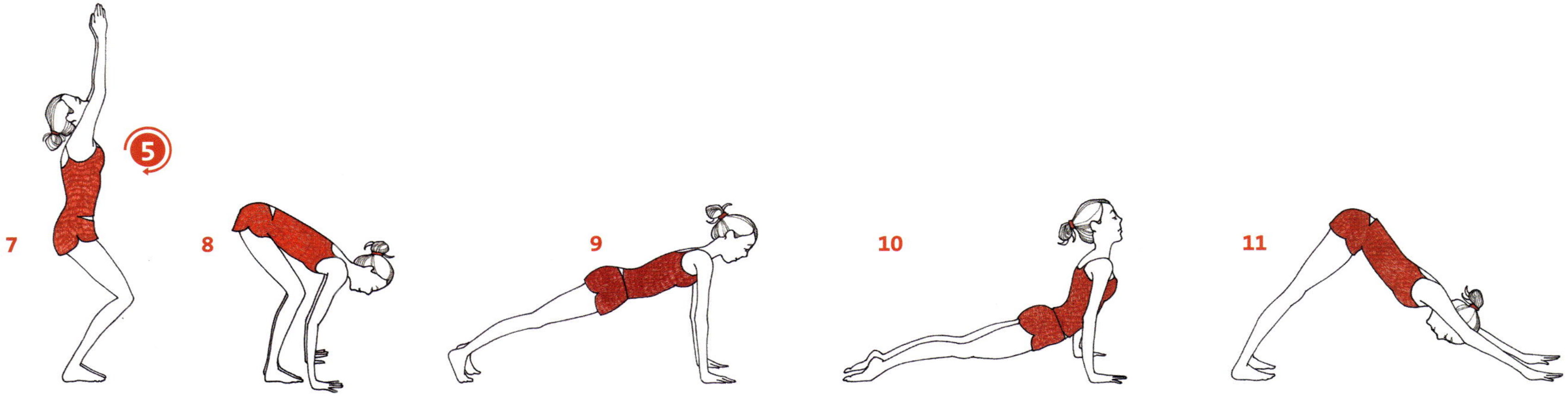


sapta
Einatmen
Daumen

aṣṭau
Ausatmen/Einatmen
Drittes Auge

nava
Ausatmen
Nase

daśa
Einatmen
Drittes Auge

ekādaśa
Ausatmen
Nabel

**7 – sapta Einatmen**
Gehe mit den Füßen nach vorne. Beuge die Knie, strecke die Arme nach oben, bringe die Handflächen zusammen und hebe den Blick. 5 Atemzüge

**8 – aṣṭau Ausatmen/Einatmen**
**Ausatmen:** Beuge den Oberkörper nach unten, die Beine bleiben gebeugt.
**Einatmen:** Presse die Hände in den Boden bis du eine Aktivierung der Körpermitte spürst. Die Beine bleiben gebeugt.

**9 – nava Ausatmen**
Gehe einen weiten Schritt nach hinten in die schiefe Ebene, die Hände pressen in den Boden, Arme sind gestreckt, Handgelenke unterhalb der Schultern, Unterbauch aktiviert, Schambein zum Bauchnabel, Beine sind aktiv und gestreckt.

**10 – daśa Einatmen**
Lege die Füße um, so dass du mit dem Fußrücken auf dem Boden aufliegst, schiebe den Brustkorb nach vorne und oben in den nach oben schauenden Hund.

**11 – ekādaśa Ausatmen**
Schiebe die Hüfte nach hinten und oben in den nach unten schauenden Hund, der Rücken ist gestreckt.

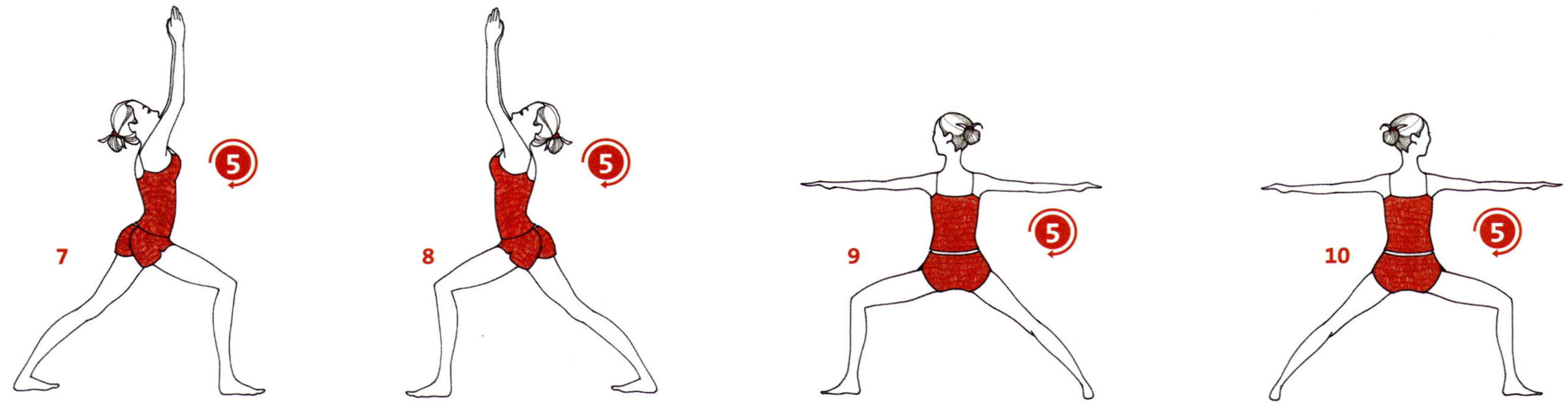


sapta
Einatmen
Daumen

aṣṭau
Ausatmen
Daumen

nava
Einatmen
Hand

daśa
Ausatmen
Hand

**7 – sapta**
**Extra-Atemzüge**
**Einatmen:** Drehe den linken Fuß 45 Grad ein und setze ihn auf Höhe der rechten Fußwölbung flach auf den Boden.
**Ausatmen:** Setze den rechten Fuß hinter deine Handgelenke.

**Einatmen**
Das rechte Knie ist gebeugt, das linke Bein ist gestreckt, bringe deine Arme nach oben, der Oberkörper ist senkrecht, die Handflächen berühren sich.
5 Atemzüge

**8 – aṣṭau Ausatmen**
Drehe dich auf die andere Seite, die Arme bleiben oben, der linke Fuß zeigt nach vorne, drehe den rechten Fuß 45 Grad ein, das linke Knie ist gebeugt.
5 Atemzüge

**9 – nava Einatmen**
Breite die Arme seitlich auf Schulterhöhe aus, die Hüfte öffnet sich zur Seite, der rechte Fuß ist leicht eingedreht. 5 Atemzüge

**10 – daśa Ausatmen**
Drehe dich auf die andere Seite, Arme bleiben gestreckt, der rechte Fuß zeigt nach vorne, der linke Fuß ist leicht eingedreht. 5 Atemzüge

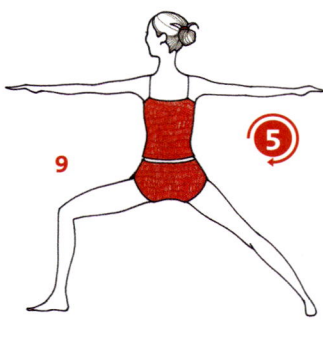

11/12

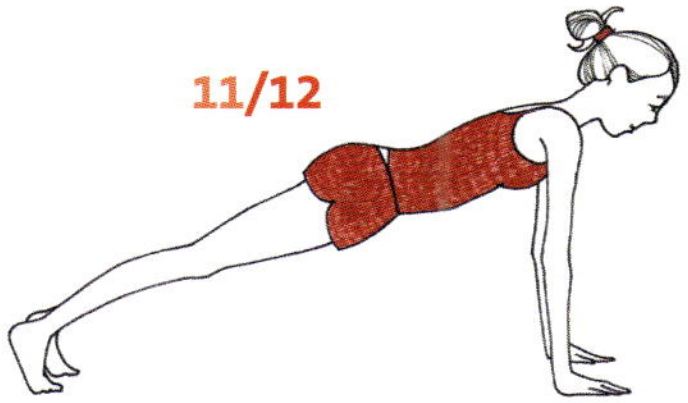

ekādaśa/dvādaśa
Einatmen/Ausatmen
Nase

13

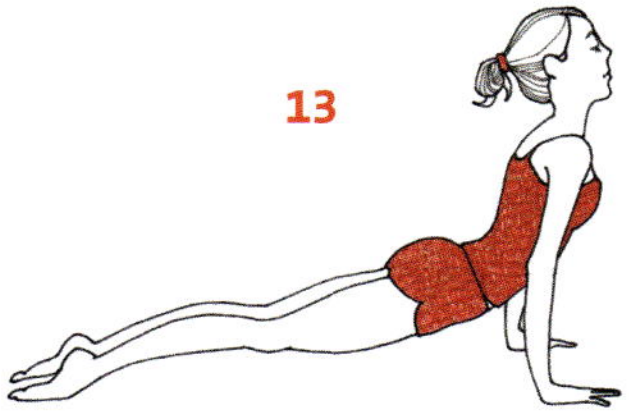

trayodaśa
Einatmen
Drittes Auge

14

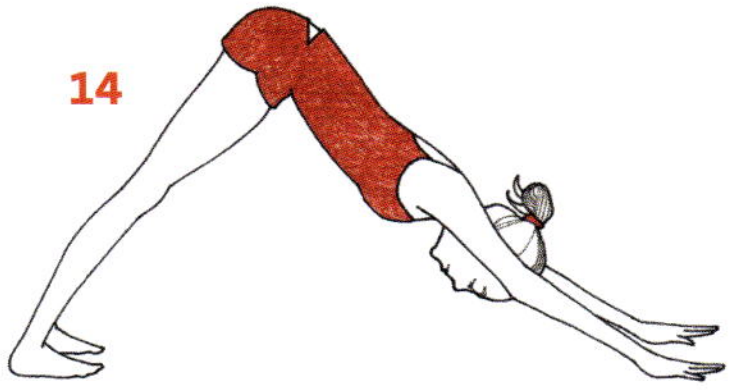

caturdaśa
Ausatmen
Nabel

**11 – ekādaśa/12 – dvādaśa Einatmen/Ausatmen**
**Einatmen:** Setze die Hände schulterbreit auf den Boden und gehe mit dem rechten Bein nach hinten in die schiefe Ebene.
**Ausatmen:** Die Arme sind gestreckt, die Handgelenke unterhalb der Schultern, der Unterbauch ist aktiviert, das Schambein zum Bauchnabel, setze die Zehen auf, die Beine sind aktiv und gestreckt.

**13– trayodaśa Einatmen**
Schiebe den Brustkorb nach vorne und oben in den nach oben schauenden Hund.

**14 – caturdaśa Ausatmen**
Schiebe die Hüfte nach hinten und oben in den nach unten schauenden Hund, der Rücken ist gestreckt.

An dieser Stelle sind die Standpositionen abgeschlossen. Dieser nach unten schauenden Hund ist die Verbindung zu der Sitzposition. Verlagere im nach unten schauenden Hund etwas mehr Körpergewicht auf deine Arme und beuge leicht die Knie.

**In Kapitel 4 »Die Bandhas im Ashtanga Yoga« wird ausgeführt, wie du eine angenehme stabile Körpermitte aktivieren kannst.**

1 Einatmen | 2 Ausatmen/Einatmen | 3 Ausatmen | 4 Einatmen | 5 Ausatmen | 6 EInatmen/Ausatmen

**1 Einatmen**
Kreuze die Beine, ziehe sie leicht zum Oberkörper, so dass der Fußrücken ganz bewusst auf den Boden aufgelegt wird. Nutze den Kontakt vom Fußrücken auf der Yogamatte um dich nach oben hin abzustützen (Eine leichte Kontraktion in der Körpermitte sollte zu spüren sein). Die Knie sind dabei eng beieinander. Führe die Knie zwischen die aufgestellten Arme.

**2 Ausatmen/Einatmen**
Lasse den Po kontrolliert auf den Boden sinken und strecke die Beine geschlossen aus. Setze dich aufrecht hin, die Wirbelsäule ist gerade und die Schultern sind entspannt. Die Hände sind rechts und links neben dem Körper platziert und haben einen guten Kontakt zum Boden. 5 Atemzüge

**3 Ausatmen**
Lege dich auf den Rücken, stelle die Füße hüftbreit auf, die Handflächen liegen auf der Matte.

**4 Einatmen**
Hebe das Becken nach oben in eine Schulterbrücke, presse die Füße in den Boden und aktiviere deine Körpermitte. Das Kinn geht leicht zum Brustbein. Bist du mit dem Becken oben angekommen, falte die Hände unter deinem Rücken. Wandere dann mit den Schulterblättern nach innen und presse Arme und Hände in den Boden. 5 Atemzüge

**5 Ausatmen**
Mit der Ausatmung löse die Hände und rolle dich Wirbel für Wirbel nach unten ab, bis du den unteren Rücken auf der Matte spürst. Die Handflächen liegen wieder seitlich auf der Matte neben deinem Körper.

**6 Einatmen/Ausatmen**
Rolle dich sanft auf dem Rücken hin und her, indem du deine Knie mit den Händen umfasst

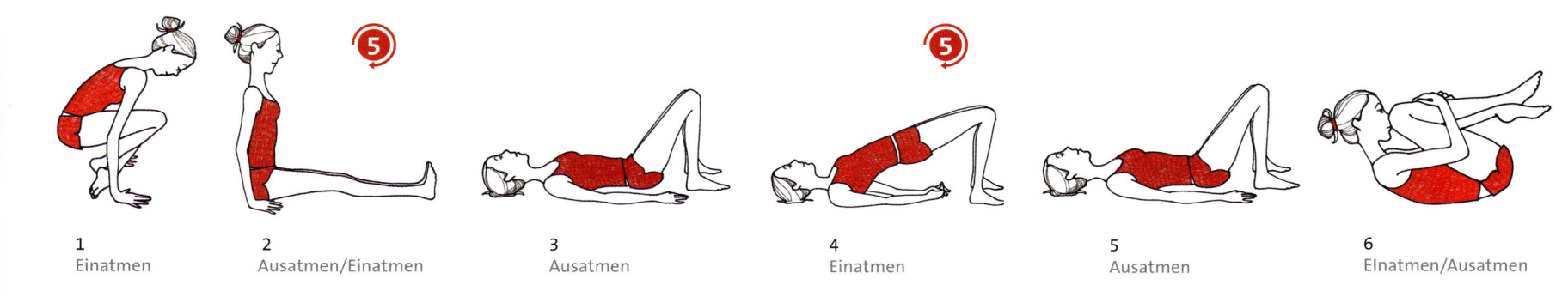

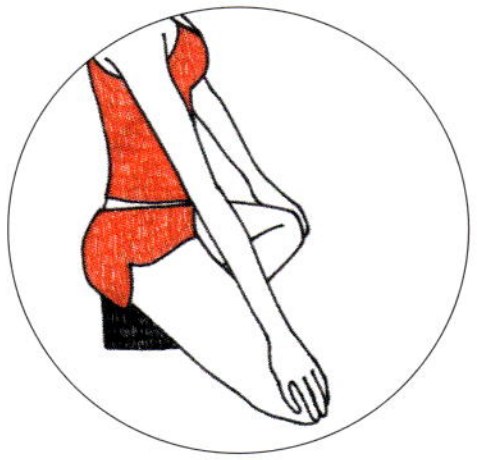

**Wenn du merkst, dass die Knie stark vom Boden entfernt sind, dann ist es sinnvoll, sich auf einen Yogablock oder ähnliches zu setzen. Es ist leichter aufgerichtet zu sitzen, wenn die Knie unterhalb des Becken platziert sind.**

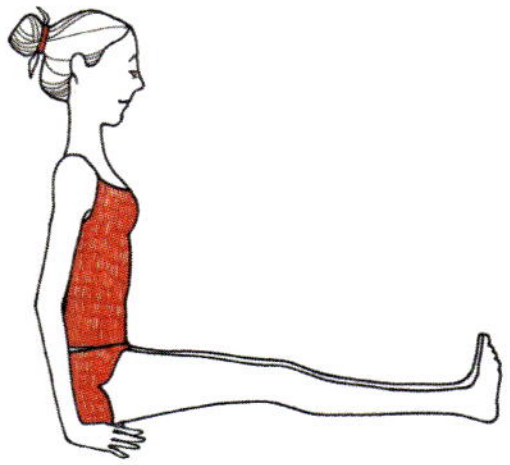

7
Einatmen

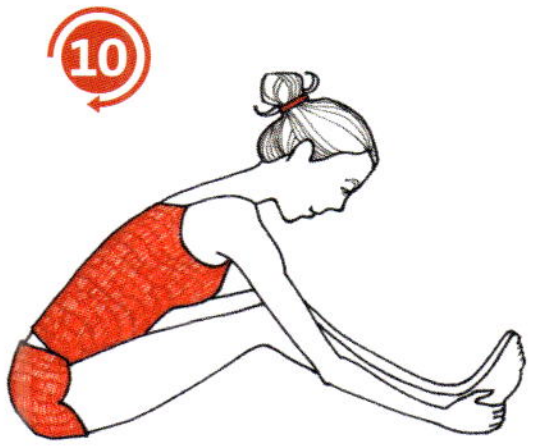


8
Ausatmen

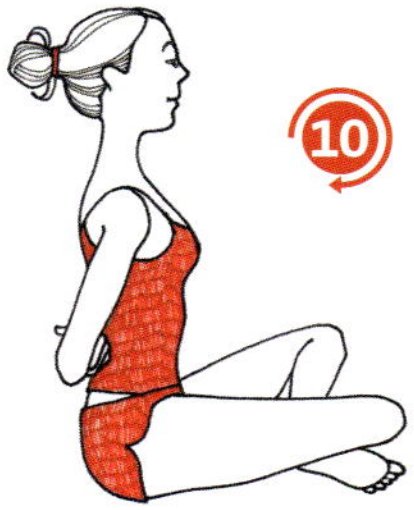


9
Einatmen

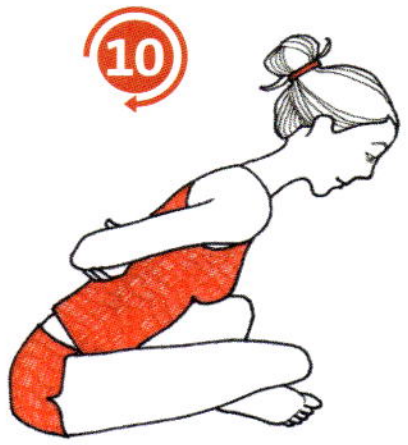


10
Ausatmen

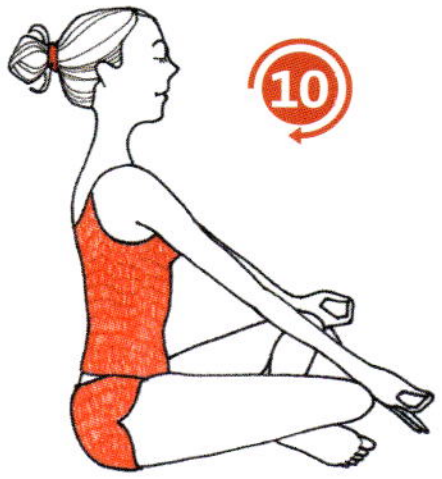


11
Einatmen

und dein Kinn Richtung Knie führst.
Führe Schritt 4, 5 und 6 insgesamt 3x aus.

**7 Einatmen**

Setze dich auf, indem du dich auf die rechte Seite rollst und den Oberkörper über die Seite erhebst. Setze dich aufrecht hin, die Wirbelsäule ist gerade. Strecke die Beine aus und schließe sie. Die Hände sind rechts und links neben dem Körper platziert.

**8 Ausatmen**

Die gestreckte Vorbeuge nach vorne ist eine Vorbeuge aus dem Becken. Der Rücken ist dabei gerade. Die Hände werden entweder auf den Schienbeinen, den Köcheln oder an den Fußaußenseiten platziert. Die Knie sind leicht gebeugt und die Fersen schieben in den Boden. 10 Atemzüge

**9 Einatmen**

Löse die Vorbeuge auf und kreuze die Beine. Schiebe die Sitzbeinhöcker in den Boden und richte dich aus dem Becken mit geradem Rücken auf. Greife die Ellenbogen hinter dem Rücken. 10 Atemzüge

**10 Ausatmen**

Beuge dich mit dem Oberkörper nach vorne über die gekreuzten Beine. 10 Atemzüge

**11 Einatmen**

Richte dich mit geradem Rücken auf. Strecke die Arme und platziere die Hände je nach Körperproportion rechts und links auf den Knien oder den Oberschenkeln. Daumen und Zeigefinger berühren sich. Schließe die Augen. 10 Atemzüge

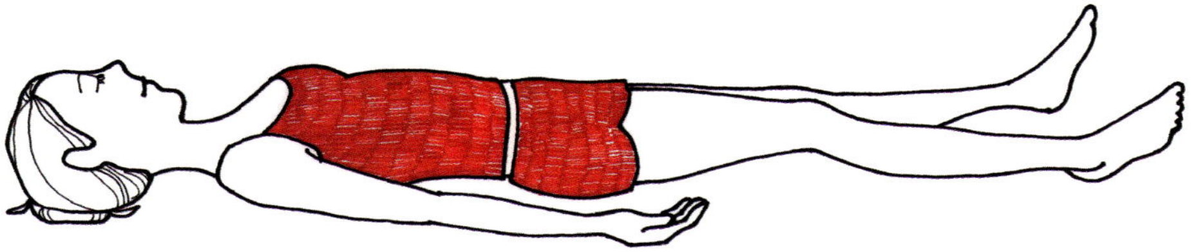

Ruheposition
natürlicher Atemfluss

Ziehe dir gerne etwas über und decke dich zu, um nicht auszukühlen. Lege dich auf den Rücken, die Fußspitzen fallen nach außen und die Handflächen zeigen nach oben, schließe die Augen und komme zu deiner natürlichen Atmung zurück. Entspanne deinen Körper, lass dein Gewicht in den Boden sinken. Mit jedem weiteren Atemzug entspanne deine komplette Muskulatur. Entspanne deine Fußsohlen, deine Beine, dein Becken und deine Hüften. Entspanne deinen Bauch, deinen Brustkorb und deinen Rücken. Lass deine Schulterblätter in den Boden sinken. Entspanne deine Arme, deine Handgelenke und deine Handflächen. Lass deine Gesichtsmuskulatur ganz weich werden. Gönne dir 10 Minuten in völliger Ruhe und Entspannung, damit die Yogapraxis sich vollkommen in deinem Körper und Geist entfalten kann.

## Anregungen für Ashtanga Yogalehrer

Die eigene Übungspraxis bildet die Basis des Unterrichtens, mit der der eigene Wissens- und Erfahrungspool kontinuierlich gefüllt wird. Als Yogalehrer sollten wir uns daher gestatten, zum Schüler zu werden und uns selber erlauben, in der Regelmäßigkeit auch einmal weniger zu praktizieren. Ashtanga Yoga lebt von der Regelmäßigkeit. Wenn die Zeitfenster des eigenen Übens einmal enger werden sollten, so kann zumindest das geübt werden, was in diesem Buch abgebildet ist. Dadurch erlernen wir Kontinuität, die für das Unterrichten benötigt wird.

Um die Qualität des eigenen Lernens und Unterrichtens zu steigern, ist der Austausch mit einem erfahrenen Ashtanga Yogalehrer sehr zu empfehlen. Was wird unter einem erfahrenen Lehrer verstanden? Die Person sollte mindestens seit 10 Jahren selber regelmäßig üben, unterrichten und selbst auch die Erfahrung des Schülers haben. Gerade in einer vertrauten Beziehung, können unsere wiederkehrenden, ungünstigen Verhaltensmuster, Erwartungen an andere Menschen und die eigenen Werte deutlich werden. Diese Auseinandersetzung fördert eine Klarheit, die als Yogalehrer einen reflektierten positiven Umgang mit unseren Schülern ermöglicht.

Vielleicht wünschst du dir, dass dein Yogalehrer dein Mentor sein kann. Dann frage ihn, unter welchen Bedingungen dies möglich ist. Ein Mentor ist jemand der etwas besser kann, die Disziplin des Schülers gemeistert hat. Die Mentorenschaft sollte menschlich gleichberechtigt sein.

Was braucht es noch außer nur Anweisungen für die Asanas zu geben, um ein guter Yogalehrer zu werden? Wie nehme ich mich als Person mit meinen Weltanschauungen und Werten zurück? Wie unterstütze ich jemanden in seiner Eigenständigkeit? Die Rolle des Yogalehrers verlangt Verantwortung – den Teilnehmern gegenüber wie auch sich selbst.

Durch die noch nicht gereifte Erfahrung können Unsicherheiten auftreten, wenn eine Schülerin schwanger wird, sich jemand verletzt oder unter Erschöpfungszuständen leidet. Es ist gut, sich zu fragen, wie man mit diesen Situationen umgehen soll. Vielleicht ist es sinnvoll, einen anderen Yogalehrer um Rat zu fragen, oder die Person an eine Fachkraft weiterzuleiten.

Die Wahrnehmung des menschlichen Körpers ändert sich durch die Unterrichtserfahrung, Verletzungen können schneller erfasst werden. Ebenso schärft sich der Blick auf die Anatomie des Körpers. Aus unserer Unterrichtserfahrung im Ashtanga Yoga teilen wir Körpertypen in Spinnen- und Käferkörper ein. Spinnen sind diejenigen, die über lange Arme und Beine verfügen und denen gewisse Übungen dadurch leichter fallen. Der Käfer gelangt in Dandasana (Stockhaltung) mit den Fingerspitzen auf den Boden, während dem Spinnenkörper das Beugen der Ellenboden hilft, um den Oberkörper aufzurichten.
Dabei lassen sich nicht nur Unterschiede in den Körpertypen von Schüler zu Schüler feststellen. Der Körperbau von Mann und Frau weist tendenziell Unterschiede auf[8], die beim Vermitteln der Asanas berücksichtigt werden müssen. Ein wesentlicher Kontrast besteht beim weiblichen Körper in der Rumpfbetonung, während der Körper des Mannes die Extremitäten hervorhebt. Der Unterschied ergibt sich aus der Struktur des Beckens der Frau und den in der Tendenz schmaleren Schultern im Körperverhältnis beim Mann. Ebenso lassen sich durch den Hormonhaushalt Differenzen im Bewegungsumfang feststellen. Das betrifft auch die unterschiedliche Verteilung des Körperfetts bei Mann und Frau. Ein weiteres wichtiges Merkmal bei der Geschlechterdiskrepanz ist die Skelettmuskulatur, über die der Mann absolut gesehen mehr verfügt und dadurch – auch hier absolut gesehen – mehr Kraft besitzt. Was bedeutet dies für das Unterrichten von Ashtanga Yoga? Bei der Vermittlung der Asanas bei neuen Teilnehmern, die noch nicht so gut gekannt werden, sollte die anatomische Unterschiedlichkeit innerhalb der Geschlechter berücksichtigt werden. Im Durchschnitt ist die Kraftbetonung des Mannes eher vorhanden als die Dehnbarkeit, die den Frauen durch den Hormonhaushalt gegeben sein kann. Die Skelettmuskulatur ermöglicht es dem Mann, die Kraft für Chaturanga Dandasana schneller aufzubauen.

Was sollte ein Ashtanga Yogalehrer noch können? In vielen Ashtanga Schulen werden regelmäßig Count Klassen angeboten. Um die tieferliegende Logik des Ashtanga Yoga zu begreifen, führt kein Weg am Lernen des Counts vorbei. Der Count offenbart die Komposition der Serien. Das vorliegende Buch ist ein Leitfaden, um den Vinyasa Count zu erlernen, da es sich auf die Basis (Sonnengrüße und Standpositionen) konzentriert.
Für einen gelungenen Count sollte folgendes beachtet werden:

- Um die Struktur des Counts einzuhalten, sage ausschließlich die Basisinformationen im Count an, wie in dem folgenden Beispiel für den Sonnengruß A.
- Füge keine Entschuldigung ein, wenn du dich beim Counten versprechen solltest.
- Vermeide Füllwörter, gebe keine Anweisungen (bspw. hebe den Arm) und versuche »Ähs« zu vermeiden.
- Zähle dich selber in der Vorbereitung durch oder eine andere Person.
- Nutze deine Stimme. Bremse die schneller Übenden und fordere die Langsamen.
- Nutze das Anfangsmantra um die Energie der Gruppe zu heben.
- Lass die Matten ruhig eng liegen, so dass die Energie im Raum gehalten werden kann. Zwischen den Matten sind circa 30 cm Platz. Neben dem Vorteil, dass man seinen Nachbarn atmen hört, schult man auch seine Achtsamkeit, da man den Mityogi nicht stören will. Ebenso wird die Wahrheit des Lebens gelehrt: Ich bin nicht allein auf der Welt. Es ist ein schönes Gefühl, achtsam miteinander umzugehen und die eigenen Grenzen sowie die des anderen zu spüren und zu respektieren.

**Die Struktur des Counts** Asananame zu Beginn, Sanskritzahl, Landeszahl (eins, one, uno) und Atemzug. Für das erste Vinyasa in Surya Namaskara A wäre dies:
sūrya namaskāra A
ekam, eins, einatmen
dve, zwei, ausatmen
trīṇi, drei, einatmen
catvāri, vier, ausatmen
pañca, fünf, einatmen
ṣaṭ, sechs, ausatmen
Fünf Atemzüge zählen
sapta, sieben, einatmen
aṣṭau, acht, ausatmen
nava, neun, einatmen
samasthitiḥ

Jede einzelne Ansage umfasst circa 3 Sekunden und ermöglicht einen guten sowie gleichmäßigen Rhythmus. Weitere Worte unterbrechen diesen Fluss.

Neben der festen Struktur des Counts bietet der Vinyasa Count auch Spielräume, die im Mysore Unterricht eingesetzt werden können. Das Einbauen von Extraatemzügen für Anfänger ist eine Möglichkeit, um eine stabile Atem- und Bewegungsabfolge sicherzustellen. Ein fließendes Üben ist dadurch möglich, ohne daß der Schüler außer Atmen kommt. Gerade in Surya Namaskara B hat es sich bewährt, weitere Atemzüge einzufügen, ebenso wie das Halten von 5 Atemzügen in den Kriegerpositionen im Sonnengruß B, um Kraft und Ausdauer aufzubauen.

Auf einen weiteren Punkt möchten wir an dieser Stelle eingehen. Zu Beginn des Unterrichtens, sei es nun im Mysore Style oder in einer geführten Klasse (Led Class), neigen wir dazu, zu viele Details zu geben. Wir glauben, dass dies die Teilnehmer motiviert und auch voranbringt. Im Ashtanga Yoga empfiehlt es sich aber, bei der Arbeit mit Anfängern weniger Informationen zu geben und das Wenige die Teilnehmer ausprobieren zu lassen. Es ist neu für die Lernenden, eigenständig zu praktizieren. Sie lernen durch das Wiederholungsprinzip und sind damit eine ganze Weile ausgefüllt. Daher stocken die Anfänger in ihren ersten Versuchen. Das schätzen zu lernen braucht einige Stunden. Die wenigen Asanas sollten von Anfängern flüssig und sicher geübt werden, bevor weitere hinzukommen. Erst dann folgen technische Anweisungen, die in die Übungspraxis übernommen werden. Als Lehrer kommen wir nicht um die Erfahrung herum, auszuhalten, ohne weitere Intervention, die Teilnehmer das Wenige üben und wiederholen zu lassen.

[8] Die unterschiedlichen Genderdebatten bezüglich der Geschlechteridentitäten sind uns wohl bewusst. Wir gehen unserem Wunsch nach klarer Verständlichkeit nach und sprechen von Frau und Mann, um einen Blick für unterschiedliche Körpertypen zu entwickeln.

## Übersetzungen der Yogahaltungen, Sanskritzahlen und Mantras

| | |
|---|---|
| aṣṭāṅga vinyāsa yoga | Achtgliedriges Yogasystem |
| sūrya namaskāra | Sonnengruß |
| samasthitiḥ | Gerader Stand |
| caturaṅga daṇḍāsana | Viergliedrige Stockhaltung |

### Standhaltungen

| | |
|---|---|
| pādāṅguṣṭhāsana | Große Zehenhaltung |
| pādahastāsana | Fuß-auf-Hand-Haltung |
| trikoṇāsana | Dreieckshaltung |
| pārśvakoṇāsana | Seitliche Winkelhaltung |
| prasārita pādottānāsana | Gegrätschte Beindehnungshaltung |
| pārśvottānāsana | Seitliche Dehnungshaltung |
| utthita hasta pādāṅguṣṭhāsana | Aufrechte Hand-zum-Zeh-Haltung |
| ardha baddha padmottānāsana | Dehnungshaltung im halben gebundenen Lotus |
| utkaṭāsana | Hockhaltung |
| vīrabhadrāsana | Glückliche Heldenhaltung |

### Sitzhaltungen

| | |
|---|---|
| daṇḍāsana | Stockhaltung |
| paścimottānāsana | Dehnungshaltung des Westens |
| baddha padmāsana | Gebundene Lotushaltung |
| padmāsana | Lotushaltung |
| yoga mudrā | Yogasiegel |

### Sanskritzahlen

| | |
|---|---|
| ekam | eins |
| dve | zwei |
| trīṇi | drei |
| catvāri | vier |
| pañca | fünf |
| ṣaṭ | sechs |
| sapta | sieben |
| aṣṭau | acht |
| nava | neun |
| daśa | zehn |
| ekādaśa | elf |
| dvādaśa | zwölf |
| trayodaśa | dreizehn |
| caturdaśa | vierzehn |
| pañcadaśa | fünfzehn |
| ṣoḍaśa | sechzehn |
| saptadaśa | siebzehn |

Zum Erlernen der korrekten Aussprache der Āsananamen und Sanskritzahlen könnt ihr von Heike Katharina Schmidt eine Audiodatei erhalten: Einfach eine E-Mail senden an yoga@dvipadastudio.de mit dem Betreff: Audio Asananamen.

## Anfangsmantra

**aṣṭāṅga mantra**

vande gurūnāṃ caraṇāravinde
sandarśitasvātmasukhāvabodhe ।
niḥśreyase jāṅgalikāyamāne
saṃsārahālāhalamohaśāntyai ॥
ābāhu puruṣākāraṃ
śaṅkhacakrāsidhāriṇam ।
sahasraśirasaṃ śvetaṃ
praṇamāmi patañjalim ॥

### Übersetzung

Ich ehre die Lehrer, deren Füße gleich Lotusblüten sind; sie haben uns überliefert, dass die Erkenntnis des Glücks darin besteht, das eigene Selbst zu erblicken. Wie ein Schamane Gift entfernt, so heilen sie, indem sie die Illusion auflösen, die unser Dasein vergiftet.
Ich verbeuge mich vor Patañjali mit seinen tausend weißen Köpfen, der einen Oberkörper in menschlicher Form hat und eine Muschel, einen Diskus und ein Schwert hält.

### Erläuterungen

Der Plural von Lehrer bezieht sich auf die ununterbrochene Überlieferungslinie, mit der das spirituelle Wissen von Lehrer an Schüler weitergegeben wurde. Die Lotusblüten sind ein Symbol der Reinheit und weisen auf die Integrität der Lehrer hin, so wie der Lotus im schlammigen Wasser wächst, dieses aber von ihm abperlt. Die Illusion, die unser Leben schmerzhaft macht, besteht darin, dass wir uns mit unserem Körper, unserem Ego, etc. identifizieren. Diese macht die Erkenntnis des Selbst unmöglich.
Die zweite Strophe ist eine Ehrung an Patañjali, den Verfasser des Yoga Sūtra. Dieser klassische Yogatext gilt als die philosophische Grundlage des Ashtanga Vinyasa Yoga.

## Endmantra

**maṅgalam mantra**

svasti prajābhyaḥ paripālayantāṃ
nyāyena mārgeṇa mahīṃ mahīśāḥ ।
gobrāhmaṇebhyaḥ śubhamastu nityaṃ
lokāḥ samastāḥ sukhino bhavantu ॥

### Übersetzung

Mögen die Herrschenden die Welt auf rechte Weise zum Schutz und zum Wohlergehen aller Geschöpfe lenken und zum Erhalt dessen, was heilig ist und des spirituellen Wissens. Möge es auf der Welt immer redlich zugehen. Mögen alle Menschen glücklich werden.

Zum Erlernen des Chantens der beiden Mantras könnt ihr von Heike Katharina Schmidt eine Audiodatei erhalten: Einfach eine E-Mail senden an yoga@dvipadastudio.de mit dem Betreff: Audio Mantras.

# 12 Danksagung von Inke Shenar
# 13 Literaturverzeichnis


## Danksagung von Inke Shenar

Ich möchte meine tiefe Dankbarkeit Sri K. Pattabhi Jois, Sharath Jois und John Scott aussprechen. John Scott hat mir die Tür zum Ashtanga Yoga geöffnet. Durch ihn wurde ich dazu inspiriert, zu experimentieren und Extraatemzüge in das Ashtanga System einzubauen und zu nutzen. Danken möchte ich auch meinen Schülern, ohne diese würde es dieses Buch kaum geben. Ihre Offenheit und ihr Mut von mir in ihrer Praxis unterstützt zu werden, Neues auszuprobieren sowie zurückzumelden haben jedes Mal eine neue Erfahrung für dieses Buch entstehen lassen.

Ebenso möchte ich Sri O.P Tiwari und Sudhir Tiwari danken. Durch sie lernte ich Pranayama angemessen auszuführen, weicher zu üben und wirklich zu verstehen, was es heißt in seinen Möglichkeiten zu üben.

Und natürlich danke ich allen, die an diesem Buch beteiligt waren: Stefanie Kühn für ihre engagierte Co-Autorenschaft, Heike Katharina Schmidt für zahlreiche Diskussionen rund ums Ashtanga Yoga und ihre Sanskritübersetzungen, Andrea Schneider für ihre Geduld, das schöne Design und Layout, Sabine Rauschan für die tollen Illustrationen, Anne Seidel für die schönen Portraitfotos und Christine Kamp für das Lektorat.


## Literaturverzeichnis


Bärr, Eberhard: Upasana. Das gute Gefühl. Carouge/ Genève 2001

Jois, Sri J. Pattabhi: Yoga Mala. New York 2002

Jois, Sri R. Sharath: Astanga Yoga Anusthana. Mysore 2013

Keil, David: Functional Anatomy of Yoga. A Guide for Practitioners and Teachers. Chichester 2014

Leonard, George: Mastery: The Keys to Succes and Long-Term Fulfillment. 1992

Scott, John: Ashtanga Yoga: The Definitive Step-by-Step Guide to Dynamic Yoga. 2001

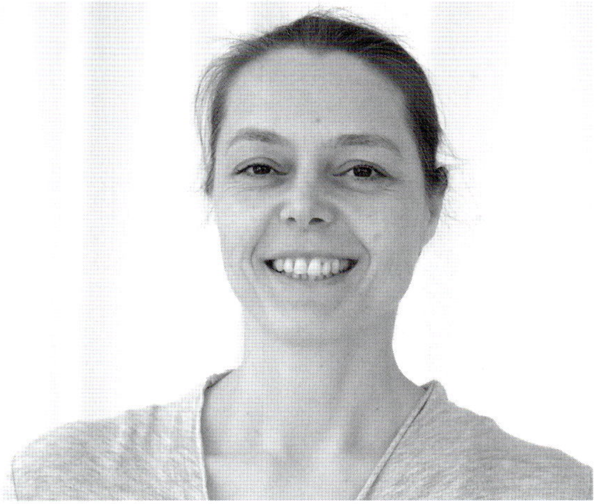

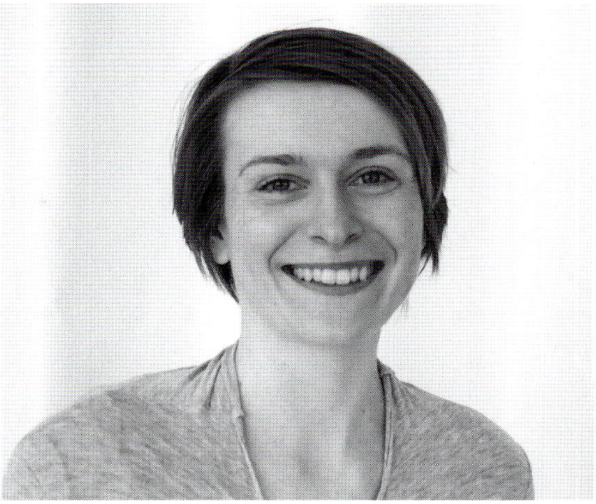

**Inke Shenar** ist eine der wenigen Yogalehrerinnen in Deutschland, die vom Krishna Pattabhi Jois Institut in Mysore autorisiert ist, Ashtanga Yoga zu unterrichten. Seit 2000 ist Inke regelmäßig auf der Yogamatte und lernt kontinuierlich mit John Scott. Inke bietet etwas Außergewöhnliches: regelmäßig mit einer Lehrerin zu üben, die über eine langjährige Erfahrung und fundierte Ausbildung verfügt.
Der Mysore Style kann wochentags verbindlich ab 06:30 Uhr in Inkes Yogaschule in Hamburg geübt werden. Ebenso lehrt sie Pranayama in der Tradition des Kaivalyadhama Institut in Lonavla, Indien.
Seit 2008 bildet Inke Ashtanga Vinyasa Yogalehrer in einem sehr persönlichen und intensiven Rahmen aus.

**Stefanie Kühn** ist Yogalehrerin und Doktor der Philosophie. Ihre 500 Stunden Yogaausbildung absolvierte sie bei Inke Shenar. Dieser Austausch mit Inke Shenar mündete in der Zusammenarbeit an dem vorliegenden Buch.
Der Wunsch ein tieferes Verständnis gegenüber dem Leben zu entwickeln, motivierte Stefanie dazu, eine Doktorarbeit zu schreiben, wie auch Yoga an der Wurzel erfassen zu wollen.
Ihren Erfahrungsschatz und ihre Erkenntnisse teilt sie in ihrem Unterricht mit Freude und Kompetenz.

# 15 Praxistagebuch

| Tag | Datum | Uhrzeit | Dauer | Self practice / Unterricht | Qualität | Gedanken | Gefühle | Sonstiges | Wenn nicht geübt, warum? |
|---|---|---|---|---|---|---|---|---|---|
| So | | | | | | | | | |
| Mo | | | | | | | | | |
| Di | | | | | | | | | |
| Mi | | | | | | | | | |
| Do | | | | | | | | | |
| Fr | | | | | | | | | |
| Sa | | | | | | | | | |

| Tag | Datum | Uhrzeit | Dauer | Self practice / Unterricht | Qualität | Gedanken | Gefühle | Sonstiges | Wenn nicht geübt, warum? |
|---|---|---|---|---|---|---|---|---|---|
| So | | | | | | | | | |
| Mo | | | | | | | | | |
| Di | | | | | | | | | |
| Mi | | | | | | | | | |
| Do | | | | | | | | | |
| Fr | | | | | | | | | |
| Sa | | | | | | | | | |

| Tag | Datum | Uhrzeit | Dauer | Self practice / Unterricht | Qualität | Gedanken | Gefühle | Sonstiges | Wenn nicht geübt, warum? |
|---|---|---|---|---|---|---|---|---|---|
| So | | | | | | | | | |
| Mo | | | | | | | | | |
| Di | | | | | | | | | |
| Mi | | | | | | | | | |
| Do | | | | | | | | | |
| Fr | | | | | | | | | |
| Sa | | | | | | | | | |